Elogios a Este Livro

Acadêmicos

"Cindy Wigglesworth elaborou uma avaliação que é um panorama excelente do processo da inteligência espiritual em geral, mas que inclui também variáveis do desenvolvimento. Por isso eu recomendo muito este livro!"

– Ken Wilber
Fundador do Integral Institute e autor de *A Visão Integral*,
entre outros livros publicados pela Editora Cultrix.

"Entre o raciocínio moral e o desenvolvimento do ego, existe uma zona crepuscular repleta de paixão, energia, abertura e consciência de tudo ao nosso redor. É precisamente aí que Cindy Wigglesworth se aventurou a abrir novos caminhos em nossa relação com forças maiores: nosso eu espiritual. Ela nos inspira usando uma abordagem comportamental cognitiva para expandir a nossa consciência espiritual. Este livro é uma leitura obrigatória para qualquer pessoa que esteja buscando um novo significado na vida e no trabalho, mas uma questão de sobrevivência para aqueles de nós que se sentem perdidos ou passam por uma crise de meia-idade!"

– Richard Boyatzis
Professor universitário emérito da Universidade Case Western Reserve
e coautor de *Primal Leadership* e *Resonant Leadership*.

"A inteligência espiritual não é um conceito completamente novo, mas até o momento ele nunca tinha sido explicado com clareza nem explorado em todo o seu potencial. Cindy Wigglesworth fez pela inteligência espiritual o que Daniel Goleman fez para inteligência emocional: deu a ela uma definição clara e um enfoque aguçado, elucidando a diferença que ela pode fazer tanto nas empresas quanto nos indivíduos. Muitos escritores especialistas em tópicos "espirituais" apresentam clichês vagos, que não oferecem nada de concreto ao mundo real dos negócios e das instituições, mas Cindy Wigglesworth usa suas décadas de experiência corporativa e seu significativo conhecimento sobre o desenvolvimento humano e do processo organizacional para apresentar neste livro um manifesto virtual sobre os benefícios (e a necessidade) da inteligência espiritual. Cindy é a única pessoa que torna a inteligência espiritual não só espiritual mas também inteligente. Este livro será a obra mais singular e determinante deste campo nos próximos anos."

– Dra. Jill Carroll
Acadêmica, escritora e palestrante de estudos religiosos.

"Este é um livro significativo e oportuno para uma época em que a palavra 'espiritualidade' está sendo utilizada numa grande variedade de contextos e com uma grande variedade de significados. Trata-se de uma excelente combinação de teoria e prática, que se baseou inicialmente nas várias inteligências de Howard Gardner e no trabalho de Goleman sobre a inteligência emocional. Ao longo de todo o livro, a autora sintetiza o trabalho de muitos escritores dessa área. Há uma mescla muito boa de conselhos dirigidos aos leitores e das experiências pessoais da autora (expressas com uma sinceridade revigorante). Eu gostei particularmente da conclusão sobre o desenvolvimento da sua própria inteligência espiritual, em especial os Nove Passos para Alcançar o Eu Superior e os Três Exercícios para Impulsionar o Desenvolvimento da Inteligência Espiritual. O capítulo final, intitulado "Mudança Profunda", é um texto inspirador, que leva o leitor ainda mais longe, para "começar o alegre processo de viver sua humanidade e potencial ao máximo". Este livro será extremamente útil para uma enorme variedade de pessoas: administradores, ministros religiosos, consultores, líderes espirituais, professores, para citar apenas alguns exemplos."

– **Rev. Dra. June Boyce-Tillman**
Professora de Música Aplicada na Universidade
de Winchester, no Reino Unido.

Líderes Corporativos e Especialistas em Negócios

"Depois de conhecer Cindy, não me surpreende que eu também queira passar mais tempo com o livro dela. Foi tentador fazer uma leitura rápida, mas agora quero saborear cada palavra. Poucas coisas são tão empolgantes quanto saber que você pode desenvolver novos poderes."

– **Steve Leveen**
CEO e cofundador da Levenger.

"Com grande clareza, Cindy traça o caminho para a sabedoria. Este livro é uma leitura obrigatória para qualquer um que queira ser um verdadeiro líder."

– **Richard Barrett**
autor de *The New Leadership Paradigm*.

"Um livro que abre o nosso coração. As atitudes recomendadas vão promover comportamentos que produzem uma sensação de paz e conforto, tanto por dentro quanto por fora. Todos os seus relacionamentos serão impactados e a sua alegria de viver vai ser muito maior."

– **Douglas D. Hawthorne**
Diretor executivo do Departamento de Recursos Sanitários de FACHE, no Texas.

"Cindy é uma mulher de negócios sensata, uma pesquisadora inovadora e uma orientadora excelente. Ela capturou com grande beleza as crenças mais íntimas das pessoas sobre religião e espiritualidade, e nos apresentou instrumentos valiosos com os quais podemos nos expressar e crescer. Seu bom senso, sua experiência e suas pesquisas fornecem uma estratégia que ela chama de inteligência espiritual – e o resultado é poderoso. Este é o próximo passo depois da inteligência emocional. Eu creio que as habilidades da SQ21 vão definir aqueles que realmente podem ser intitulados 'líderes de um nível superior'."

– **Lance Secretan**
Fundador e CEO do The Secretan Center Inc. e autor de *Higher Ground.*

"Cindy Wigglesworth descreveu uma nova fronteira do potencial humano. A inteligência espiritual, assim como ela a definiu, é um recurso vital para os nossos negócios, para as nossas comunidades e para a nossa sociedade. Este livro define esse recurso e nos dá a oportunidade de cultivar e expandir o espírito humano."

– **Bryan Welch**
Editor de *Mother Earth News e Utne Reader* e autor de *Beautiful and Abundant: Building the World We Want.*

"A inteligência espiritual é a capacidade que temos de implementar a visão personificada da nossa verdadeira natureza na nossa vida, nos nossos relacionamentos e no nosso trabalho. Eu trabalho com diretores executivos do mundo todo e vejo com meus próprios olhos que a diferença entre realizar sonhos e se sentir insatisfeito é o grau de inteligência espiritual que os líderes incorporam à própria vida".

– **Robb Smith**
CEO do Integral Institute.

"Este livro é uma leitura obrigatória para líderes focados nos cuidados com a saúde que tentaram todas as estratégias financeiras, de marketing, de desenvolvimento organizacional e de atendimento ao cliente e continuam falhando ao tentar criar um ambiente onde a equipe possa florescer e os pacientes possam se recuperar com alegria. As evidências e a base empírica apresentadas neste livro proporcionam um dos elos que faltam nesse tipo de estratégia e ele explica que todos os líderes, desde os patamares mais baixos até o alto escalão, precisam evoluir para criar culturas de excelência com resultados homogêneos. Cindy Wigglesworth descreve como as pessoas que aspiram a se tornar grandes líderes devem procurar uma conexão com um propósito maior e explorar não apenas sua inteligência física, cognitiva e emocional, mas também sua inteligência espiritual, como uma poderosa fonte de orientação, direção e significado. A Avaliação SQ21, utilizada como instrumento de desenvolvimento, pode identificar oportunidades de crescimento em indivíduos, equipes e culturas, e proporcionar um caminho não só para melhorar o desempenho de uma empresa, mas também para dar mais sentido ao trabalho do dia a dia".

– **Dra. Pamela Klauer Triolo**
Ex-diretora executiva do Departamento de Enfermagem e vice-presidente sênior do The Methodist Health Care System, em Houston, Texas; e ex-diretora do Departamento de Enfermagem do UPMC, Pittsburgh.

"Sejamos inteligentes ao abordar o espírito. A SQ21 desbloqueia o processo da inteligência espiritual e o torna algo factível. As descobertas de Cindy demonstram como todos nós podemos nos tornar expressões superiores de nós mesmos e ser ainda mais completos como seres humanos".

– **Kevin Clark**
Autor de *Brandscendence* e presidente e fundador da Content Evolution.

"Cindy Wigglesworth trabalhou comigo quando eu era CEO do The Methodist Health Care System, em Houston. Com outros líderes, iniciamos e efetuamos uma mudança de cultura bem-sucedida para nos manter alinhados com nosso objetivo de proporcionar 'um ambiente espiritual de cuidados com a saúde'. Essa mudança de cultura estava enraizada em nossa missão, visão e valores 'I CARE' (acrônimo em inglês de Integridade, Compaixão, Transparência, Respeito e Excelência). A abordagem de Cindy aos temas espirituais, que é neutra e ainda assim amigável à fé, nos permitiram gerar um respeito por nossos funcionários, que pertencem a muitas tradições religiosas diferentes. Sua experiência sobre o que é preciso para criar uma mudança cultural e sistêmica nos permitiu projetar e implementar um processo para realizar uma diferença prolongada em nossa cultura; foi essa mudança que nos colocou na lista da *Fortune* das "100 Melhores Empresas para se Trabalhar" e nos mantém lá hoje. A QS é uma abordagem valiosa sobre como devolver a espiritualidade na sua empresa de maneira prática, e Cindy é uma agente de mudança que entende o ponto de vista de um diretor executivo".

– **Ron Girotto**
Ex-CEO do The Methodist Health Care System, em Houston, Texas.

Líderes Espirituais

"Os seres humanos são seres biopsicossocioespirituais. Cindy Wigglesworth deu um conteúdo sólido à dinâmica psicoespiritual de nos tornarmos seres humanos e nos sentirmos completos. Ao fazer isso, este estudo integra os quatro pilares da nossa humanidade da maneira mais sistemática possível. Esta é uma grande contribuição para a mais importante conversa do século XXI."

– Pastor Episcopal J. Pittman McGehee
Autor de *The Invisible Church: Finding Spirituality Where You Are.*

"Desde o primeiro momento em que descobri o trabalho de Cindy Wigglesworth, em 2003, estou absolutamente convencida de que seu modelo de inteligência espiritual revoluciona o desenvolvimento espiritual de uma pessoa. Este é um livro importante para quem está buscando a maestria espiritual, à medida que nosso mundo se torna cada vez mais complexo no século XXI. Eu o recomendo com veemência para buscadores da espiritualidade de todo planeta!"

– Susan M. Beck
Ex-diretora de operações da Associação Internacional de Igrejas Unitárias.

"Em um momento em que a espiritualidade profunda é uma grande necessidade, mas ainda é muito incompreendida, Cindy Wigglesworth fornece um mapa brilhante que nos mostra claramente o caminho. Seu livro sábio, acessível, pessoal e muitas vezes divertido nos ensina que a espiritualidade é uma inteligência humana inata, que pode ser desenvolvida através de um compromisso com um programa de 'levantamento de peso espiritual'. Quando praticado com a humildade de quem inicia uma aventura, a orientação de Cindy pode trazer mudanças profundas e duradouras em cada aspecto da nossa vida, nos tornando mais compassivos, pacíficos, eficazes e felizes, para que possamos um dia ser os agentes de mudança necessários para a evolução do nosso mundo."

– Rabino Alan Lurie
Autor de *Five Minutes on Mondays: Finding Unexpected Peace, Purpose, and Fulfillment at Work.*

"Este livro cria uma ponte entre o trabalho interior da vida espiritual e as suas dimensões práticas. Os desafios do nosso tempo exigem profundos compromissos com os valores supremos, assim como habilidades práticas para implementá-los. Tendo como base anos de pesquisa e experiência, esta obra será extremamente valiosa para líderes, educadores, orientadores e consultores que buscam uma maneira eficaz, pragmática e holística de abraçar a espiritualidade."

– Diane Musho Hamilton
Sacerdotisa zen e professora.

"Cindy Wigglesworth leva você a uma jornada de 21 passos rumo a novos níveis de compreensão espiritual; para que, no momento que termina, ter orquestrado um salto gradual para o domínio profundo de uma vida consciente."

– Howard Caesar
Ministro sênior da Igreja Unitária do Cristianismo.

"Mais do que apenas um livro, uma maneira encantadora e prática de desenvolver a espiritualidade. Com suas páginas repletas de práticas comprovadas, reflexões profundas e histórias úteis, Cindy revela sua própria jornada e nos leva a uma viagem acelerada pela nossa própria."

– Paul Smith
Autor de *Integral Christianity: The Spirit's Call to Evolve.*

AS 21
HABILIDADES DA
INTELIGÊNCIA
ESPIRITUAL

Cindy Wigglesworth

AS 21 HABILIDADES DA INTELIGÊNCIA ESPIRITUAL

O Próximo Passo Além da Inteligência Emocional

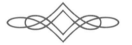

Tradução
Denise de Carvalho Rocha

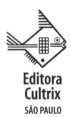

Título do original: *SQ21 – The Twenty-One Skills of Spiritual Intelligence.*

Copyright © 2014 Cindy Wigglesworth.

Copyright da edição brasileira © 2023 Editora Pensamento-Cultrix Ltda.

1ª edição 2023.

Todos os direitos reservados. Nenhuma parte desta obra pode ser reproduzida ou usada de qualquer forma ou por qualquer meio, eletrônico ou mecânico, inclusive fotocópias, gravações ou sistema de armazenamento em banco de dados, sem permissão por escrito, exceto nos casos de trechos curtos citados em resenhas críticas ou artigos de revistas.

A Editora Cultrix não se responsabiliza por eventuais mudanças ocorridas nos endereços convencionais ou eletrônicos citados neste livro.

Editor: Adilson Silva Ramachandra
Gerente editorial: Roseli de S. Ferraz
Gerente de produção editorial: Indiara Faria Kayo
Editoração eletrônica: Join Bureau
Revisão: Erika Alonso

Dados Internacionais de Catalogação na Publicação (CIP)
(Câmara Brasileira do Livro, SP, Brasil)

Wigglesworth, Cindy
    As 21 habilidades da inteligência espiritual: o próximo passo além da inteligência emocional / Cindy Wigglesworth; tradução Denise de Carvalho Rocha. – São Paulo: Editora Cultrix, 2023.

    Título original: SQ21: the twenty-one skills of spiritual intelligence.
    ISBN 978-65-5736-226-6

    1. Consciência 2. Desenvolvimento pessoal 3. Inteligência emocional 4. Inteligência espiritual I. Título.

22-139619

CDD-153.9

Índices para catálogo sistemático:
1. Inteligência espiritual: Mente e espiritualidade: Psicologia 153.9
Inajara Pires de Souza – Bibliotecária – CRB PR-001652/O

Direitos de tradução para o Brasil adquiridos com exclusividade pela
EDITORA PENSAMENTO-CULTRIX LTDA., que se reserva a
propriedade literária desta tradução.
Rua Dr. Mário Vicente, 368 – 04270-000 – São Paulo, SP – Fone: (11) 2066-9000
http://www.editoracultrix.com.br
E-mail: atendimento@editoracultrix.com.br
Foi feito o depósito legal.

"Existir é mudar, mudar é amadurecer, amadurecer
é continuar criando a si mesmo infinitamente."

– Henri Bergson, autor de *A Evolução Criadora*.

Sumário

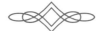

Prefácio 9

Agradecimentos 13

Introdução 19

PARTE 1 O Que é Inteligência Espiritual?

1 Tornar-se Um Ser Humano Pleno 27

2 Compreender as Inteligências...................................... 43

3 Medir o Imensurável.. 65

PARTE 2 Quatro Quadrantes e 21 Habilidades

4 Conhece-te a Ti Mesmo (*Habilidades 1 a 5*)............... 81

5 Conheça o Mundo (*Habilidades 6 a 11*) 105

6 Autodomínio (*Habilidades 12 a 16*) 127

7 Domínio Social e Presença Espiritual (*Habilidades 17 a 21*) 147

PARTE 3 O Desenvolvimento da sua Inteligência Espiritual

8 Levantamento de Peso Espiritual 169

9 Nove Passos para Alcançar o Eu Superior 179

10 A Inteligência Espiritual no Dia a Dia 201

11 Três Exercícios para Impulsionar o Desenvolvimento
da Inteligência Espiritual 219

12 Mudança Profunda, Impacto Infinito 239

Apêndice 1: Como se Criou e Pesquisou a Avaliação SQ21 247

Notas 255

Glossário dos Termos Relacionados à Inteligência Espiritual 259

Leituras Recomendadas sobre Inteligências Múltiplas
e Liderança 265

Índice por Habilidade 267

Prefácio
de John Mackey

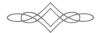

Eu adoro este livro. Não apenas o li, mas o estudei e pratiquei seus exercícios. Acho que as ideias que ele apresenta são cruciais para qualquer pessoa que queira ter mais sabedoria, demonstrar mais compaixão e ajudar a criar um futuro melhor.

Em nosso livro *Conscious Capitalism*, Raj Sisodia e eu falamos sobre as quatro inteligências que um líder consciente deve ter (na verdade, qualquer ser humano consciente que queira fazer diferença): a inteligência analítica (Quociente de Inteligência ou QI), a inteligência emocional (Quociente Emocional ou QE), a inteligência sistêmica (Quociente Sistêmico ou QSI) e a inteligência espiritual (Quociente Espiritual ou QS, do inglês *Spiritual Quocient*). A inteligência espiritual era a inteligência mais difícil descrever. Agora, quando as pessoas me pedem para explicar o que é inteligência espiritual, eu posso indicar este livro inovador.

Se você estiver preocupado com a possibilidade de estar prestes a ler um livro de teor religioso ou sem nenhum fundamento científico, saiba que a genialidade desta abordagem é que ela é lógica, cuidadosamente validada e evita se enredar em crenças pessoais. Cindy define inteligência espiritual como "a capacidade de se comportar com sabedoria e compaixão (amor), mantendo a paz interior e exterior, seja qual for a situação".

Este livro é um guia para a jornada do herói que existe dentro de você. Se quisermos modelos, podemos nos voltar para os mais nobres seres humanos de que temos notícia, pessoas como Gandhi, Nelson Mandela, Sócrates e Madre Teresa. O que os diferencia é mais do que a inteligência intelectual (QI) ou as grandes habilidades interpessoais (QE). É a inteligência espiritual (QS). Se você quiser ser como essas pessoas, agora já tem como saber o que é preciso.

Cindy se apresentou diante de plateias muito diversificadas, inclusive na Academy for Conscious Leadership da Whole Foods Market, e usou termos como "eu egoico" e "Eu Superior". Ela nos ensina a sermos mais exatos com relação às nossas definições e mais gentis e generosos com os sinônimos. Esta abordagem deixa as pessoas empolgadas. Elas veem a possibilidade de ter conversas de significado profundo de maneiras práticas e sem o risco de ofender ninguém. Não há exigências nem nenhum tipo de pressão em qualquer material relacionado à SQ21. Cindy apresenta seu próprio modelo e sua pesquisa com leveza e uma humildade que a meu ver só reforça a mensagem dela.

Quando iniciei uma sessão na Academia, pouco tempo atrás, expliquei como saber se estou interagindo com pessoas com um QS elevado. Essas pessoas:

- Aquecem a sua alma apenas pelo fato de estarem perto de você.
- São autênticas e verdadeiras com você no momento presente.
- Colocam em prática as ideias que defendem.

Isso não acontece por acaso. É preciso empenho e esforço. Mas o esforço é crucial para o sucesso de um líder consciente e para cada um de nós, como seres humanos conscientes.

Por que você precisa desenvolver sua própria inteligência espiritual? Em um certo sentido, existem três razões: por você, pelos seus relacionamentos e, em longo prazo, pela humanidade e o nosso planeta.

Por você:

À medida que desenvolve sua inteligência espiritual, você se fortalece e consegue superar mais facilmente as dificuldades. Você define melhor os seus valores e o seu propósito, e passa a ver através do ponto de vista das outras pessoas. Você consegue relaxar e se libertar de velhos rancores. Você descobre que pode sentir intuitivamente o que está acontecendo em sistemas maiores e ser mais criativo e sinérgico ao tomar decisões. Você se liberta de alguns apegos do seu ego e, ao se libertar dessas amarras, descobre que sente um grande alívio ao se livrar de um fardo que nem sabia que estava carregando. Em essência, você se torna a pessoa que realmente quer ser.

Pelos seus relacionamentos:

Quem você é e o modo como se comporta afetam as outras pessoas. À medida que você vai desenvolvendo a sua inteligência espiritual, as pessoas ao seu redor passam a se sentir profundamente compreendidas e amadas. A sua mera presença traz à tona o Eu Superior daqueles à sua volta.

A interação entre egos só pode causar problemas. A interação entre Eus Superiores pode encontrar novas formas de relacionamento e soluções para os problemas, capazes de beneficiar a todos.

Pela humanidade e o planeta:

Todos somos líderes na medida em que ajudamos a criar um hoje melhor e um amanhã melhor. O verdadeiro herói não empreende a jornada para sua própria glória, mas para o bem de todos. Embora haja muitas boas notícias em todo o mundo (taxas de alfabetização mais altas, curas para muitas doenças, aumento da longevidade e níveis decrescentes de extrema pobreza nos últimos cem anos), há muito mais a ser feito para aliviar o sofrimento e criar um futuro saudável e sustentável para a humanidade e para o nosso planeta. Cada um de nós pode fazer a sua parte desenvolvendo-se, encontrando o seu propósito mais elevado e tomando atitudes mais sábias e cheias de compaixão. Coletivamente, somos nós que decidimos como será o nosso futuro. Eu espero que possamos criar juntos um belo futuro. A inteligência espiritual pode nos ajudar nisso.

A hora é agora. Quanto mais o tempo passa, mais me convenço de que a vida é muito curta. Não há tempo a perder. Você se subestima se acha que não pode fazer nada. Você pode aprender e crescer intelectualmente, emocionalmente e espiritualmente. Se você tiver coragem para encarar seu próprio desenvolvimento, sua vida pode se tornar uma grande aventura.

Comece a ler este livro hoje e estude-o a fundo. E depois aplique na sua vida as ideias que ele apresenta. Comece a criar o seu melhor eu e empreenda a jornada do seu herói. Seu potencial é verdadeiramente ilimitado.

– JOHN MACKEY
Cofundador e co-CEO da Whole Foods Market.

Agradecimentos

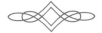

Como em qualquer trabalho desta magnitude, há muitas pessoas a agradecer, incluindo você, leitor, para quem este livro foi escrito. Obrigada por ter se interessado por ele e estar disposto a conhecer seu conteúdo.

Para minha família, tenho alguns agradecimentos especiais. Agradeço ao meu marido, Bill Wigglesworth, por ser um marido maravilhoso e ter me incentivado durante todo esse período. Eu não teria conseguido escrever este livro sem sua fé e apoio. Ele me tolerou falando sobre inteligência espiritual e todos os temas relacionados de uma forma de que só alguém que me ama profundamente é capaz. Bill me mantém com os pés no chão, com respeito ao que realmente importa, e é muito divertido estar com ele. Ele é um pai maravilhoso para nossos filhos e netos, que sempre foram nossa maior prioridade.

Muito obrigada à minha filha, Jessica, ao meu enteado, Logan, e à minha enteada, Jamie. Como mãe e madrasta, a pessoa pode se desdobrar de "todas as formas corretas". Tive várias oportunidades de ver minhas deficiências, reconhecê-las e trabalhar nelas. Espero que, na maioria delas, eu tenha conseguido deixar de lado o meu ego e agido de acordo com o meu Eu Superior. Eu sempre digo que o objetivo não é conseguir essa proeza o tempo todo (isso seria alcançar a santidade), mas chegar o mais perto possível disso seria muito bom!

Minha boa amiga, a dra. Jill Carroll, merece agradecimentos por várias razões. Como especialista em religiões do mundo e ex-diretora executiva do Centro Boniuk para a Tolerância Religiosa da Universidade de Rice, ela foi uma ajuda grandiosa para mim enquanto eu me empenhava para desenvolver uma abordagem para o desenvolvimento da inteligência espiritual que fosse neutra, mas ao mesmo tempo amistosa a questões ligadas à fé. Por ser uma colega empreendedora, oradora, professora e escritora, ela entende meu mundo melhor do que praticamente qualquer pessoa que conheço. Além disso ela tem um jeito maravilhoso de tratar as coisas sem rodeios, fazendo perguntas poderosas, no lugar e momento mais necessários.

Meus pais e irmãos me proporcionaram a base para eu deslanchar na vida e para muitas das minhas andanças para aprender novos caminhos. Muito obrigada e muito amor aos meus pais, Chuck e Marjorie Sitter, e para minha irmã, Dianna, e meu irmão, Doug. Essas são as relações duradouras e profundas que tanto nos ajudam a aprender e que apreciamos tanto. Eu sou profundamente grata a cada um de vocês.

A criação da SQ21 não teria sido possível sem a ajuda de especialistas. Em específico, quero agradecer às seguintes pessoas. Agradeço ao dr. Brant Wilson e à sua sócia Joan E. Jones, da Customer Value Systems, pois ambos trabalharam comigo para dar forma à avaliação. Trabalhamos cada uma das 21 habilidades, à medida que eu descrevia o que achava que requeria cada uma delas. Como poderiam ser observadas? Como poderiam ser descritas? Joan e Brant me ajudaram a criar uma pesquisa "sólida do ponto de vista psicométrico". No que se refere ao trabalho de pesquisa, eles supervisionaram os grupos de discussão, os testes alfa e beta e os estudos iniciais de confiabilidade. Com muita paciência, eles me ajudaram a pensar no algoritmo de pontuação e encontraram os programadores que fizeram o *software* que agora calcula a complexa pontuação da SQ21 e os relatórios correspondentes. Continuamos a trabalhar juntos conforme elaboramos as análises e aperfeiçoamentos da SQ21. Rick Sline criou a última versão do *software* e a mantém com humor, graça e profunda competência. O dr. Michael McElhenie utilizou a sua experiência com os estudos da inteligência emocional para ajudar a projetar e supervisionar os critérios do estudo de validação. E minha amiga a dra. Susanne Cook-Greuter gentilmente auxiliou na correlação cruzada da minha avaliação SQ21 com seu altamente respeitado SCTi/MAP, sua ferramenta para o desenvolvimento de liderança e desenvolvimento adulto.

A comunidade de orientadores, consultores, terapeutas, religiosos e líderes espirituais e outros que foram convocados para obter a certificação nesta avaliação é um grupo de pessoas inspirador. A certificação permite que nossos orientadores da SQ21 familiarizem seus clientes com ela. Já treinamos mais de 150 pessoas até o momento e esse número aumenta a cada mês. É uma grande alegria para mim estar em contato com pessoas tão dedicadas, que todos os dias expandem o alcance deste trabalho. Elas o levam mais além do que qualquer pessoa poderia ter imaginado. A cada um de vocês, minha profunda reverência. Agradeço ao seu empenho em ser agentes do amor e de evolução.

Claro que nenhuma empresa funciona sozinha. Amy Barney Alston estava comigo, primeiro como nossa babá e depois como gerente e amiga, desde o primeiro dia da incorporação do meu negócio até ela se casar em 2010. Nesse mesmo ano, Gabi Dedmon McLeod assumiu a responsabilidade de tentar manter a mim e o nosso escritório organizados. Essas duas mulheres são profunda e espiritualmente inteligentes e são um modelo de graça tanto deste mundo quanto do divino. Senhoras, eu não poderia ter sido bem-sucedida sem vocês. Muito obrigada.

Quanto ao processo de escrever este livro, devo os maiores agradecimentos a Ellen Daly. Ellen me entrevistou, conversou comigo e transcreveu várias das minhas aulas e palestras. Ela me ajudou a organizar minhas ideias para esta obra. Juntas elaboramos esboços e pontos-chave. Ela muitas vezes fazia o primeiro rascunho de um capítulo, reunindo trechos de entrevistas e outras fontes, o que facilitava o meu trabalho de elaborá-lo e lhe dar forma. Ela também gentilmente me incentivava a manter as coisas em movimento. Eu sou grata a Ellen por "entrar na minha cabeça" de forma tão eficaz e manter este projeto em curso, incluindo os detalhes menos divertidos, como trabalhar comigo no índice. Laura

Didyk fez uma revisão completa e cuidadosa para levar o manuscrito até a sua versão final.

A SelectBooks tem sido uma editora fabulosa para se trabalhar. Agradecimentos a Bill Gladstone, meu agente, e a seu amigo Kenzi Sugihara da SelectBooks por sua confiança em mim e neste livro.

Depois de deixar minha antiga comunidade, meu desejo de aprender uma forma mais prática de espiritualidade foi apoiado e impulsionado dentro da rede inclusiva, expansiva e cosmocêntrica de professores, oficinas, igrejas e comunidades da Igreja Unitária. Tanto a Unitária do norte de Houston (minha antiga comunidade) como a Unitária de Houston (minha comunidade atual, liderada pelo reverendo Howard Caesar) têm a minha gratidão por me proporcionar um "lugar" aonde ir em busca de companheirismo, aprendizado e amizade com almas que pensam como eu. E além de Houston, agradeço a todos os meus amigos da Igreja Unitária em todo o mundo por seus exemplos e ensinamentos inspiradores.

Por fim, minha profunda gratidão aos líderes do pensamento que mais me influenciaram. Gostaria de agradecer a Richard Boyatzis e Daniel Goleman, por seu trabalho sobre a inteligência emocional, pois esse trabalho foi seminal para mim. Outras grandes pessoas que influenciaram minha forma de pensar durante a criação desta avaliação SQ21 e que ajudaram a melhorá-la, enquanto eu escrevia este livro, incluem: M. Scott Peck, Abraham Maslow, Ken Wilber, James Fowler, Susanne Cook-Greuter, Robert Kegan e Howard Gardner. O reverendo Pittman McGehee serviu como meu mentor pessoal, meu orientador e meu terapeuta junguiano por muitos anos; muito obrigada por sua profundidade de conhecimento e pela sabedoria da sua transmissão.

A minha dívida vai ainda mais longe com a miríade de pessoas que trabalham no campo da psicologia positiva, do desenvolvimento adulto, do desenvolvimento de liderança, do crescimento pessoal e espiritual, da ciência do cérebro, da nova física e da futurologia. Também agradeço os poetas britânicos do Romantismo e os transcendentalistas americanos: vocês tocaram a minha alma profundamente quando eu tinha 20 anos e sua influência permanece em mim. Com relação às tradições de fé, eu gosto de me chamar de "uma cristã zen", ou seja, cristã com orientação budista e influências taoistas. Eu iria mais longe e diria que todos os grandes místicos e sábios, de Rumi a Jesus, de Krishnamurti ao Dalai Lama, contribuíram para o corpo de conhecimento e inspiração do qual me nutro e com o qual aprendo. Nenhum de nós pode dar o "próximo passo" sem construir algo sobre o que fizeram as inúmeras pessoas brilhantes e corajosas que nos precederam. A todos os meus professores, de todas as gerações, eu digo muito obrigada.

Introdução

"Ama o teu próximo como a ti mesmo." Essa frase soa bem. Mas supõe-se que eu realmente deva amá-*lo*? Será que não se quis dizer amá-*la*?

Assim começou minha jornada espiritual. Eu estava buscando meios práticos para alcançar o que parecia ser um objetivo muito idealista. Por ter sido educada segundo os preceitos da Igreja Católica Romana, eu admirava profundamente as pessoas que pareciam encarnar o amor, como Jesus, Madre Teresa e os santos. Mais tarde, acrescentei santos de outras religiões a essa lista, pessoas que pareciam capazes de amar os outros também: Gandhi, Buda e muitos outros. Mas, para mim, parecia impossível. Eu me perguntava: "Como uma pessoa comum como eu pode aprender a deixar de ser impaciente, crítica e às vezes tão mal-humorada? E como vou amar pessoas irracionais e mal-humoradas?".

Na adolescência, esse modo de pensar me deixava muito desmotivada. Parecia que o que eu aprendia na igreja estava me preparando para o fracasso. Eu me sentia condenada a ser uma pessoa inadequada por toda a eternidade. Eu rezava, pedindo orientação a um Deus em que eu só acreditava (minha oração era algo como: "Deus, se você estiver aí..."). Mas um dia eu ouvi uma "voz" na minha cabeça, perguntando em tom simpático: "O que exatamente você quer?". E uma parte mais sábia de mim respondeu sem que eu "pensasse": "Quero ser mais sábia. Quero entender".

Eu senti então uma espécie de paz se derramar sobre mim. A sabedoria me causava bem-estar.

Existe um ditado que diz *"Cuidado com o que o que você pede"*. Para mim, a sabedoria foi um tesouro conquistado a duras penas. Ela chegou em fragmentos e cada um deles foi precioso e maravilhoso, mas em geral me custou alguma coisa. Às vezes vinha com alguma pressão externa ou dificuldade. A maioria chegou acompanhado de dor, a dor de me desapegar das minhas próprias ideias em favor do "jeito certo" de fazer ou ser. Eu tive que deixar para trás partes do meu ego imaturo em troca de cada pérola de sabedoria. E certamente ainda tenho muito que aprender.

Eu não sou uma daquelas pessoas que tiveram uma experiência de quase morte ou um momento de revelação e que saiu disso com uma sensação duradoura de conexão com o divino. Minhas conexões têm sido esporádicas e meus momentos de *insight* foram conquistados sobretudo por meio do meu trabalho árduo, acompanhado por dádivas da graça divina.

Meu marido, Bill, gosta de dizer que os melhores treinadores de basquete normalmente não foram os melhores jogadores. Jogadores talentosos geralmente parecem "simplesmente saber" como manejar a bola, driblar a equipe adversária ou fazer uma bandeja. Os melhores treinadores normalmente se esforçavam muito quando eram jogadores. Eles tiveram que se aperfeiçoar e praticar muito para acertar cestas. Tiveram que estudar as formações e assistir a horas de jogos gravados para ter uma ideia de como jogar bem. Compensaram, com esforço, o que outros jogadores mais naturais pareciam "simplesmente saber". E são bons treinadores porque podem mostrar aos outros a maneira lenta e constante de praticar e aperfeiçoar suas habilidades. Bill diz isso para me encorajar enquanto trabalho em mim mesma e procuro ajudar outros em seu caminho. Creio que sou capaz de treinar outras pessoas porque tive que trabalhar duro para aprender o que aprendi.

O meu caminho tem sido lento e constante. E foi por causa da minha própria busca para viver com amor e agir com sabedoria que concebi uma maneira de descrever as habilidades que demorei a vida toda para adquirir.

Eu desenhei o mapa mental de que eu precisava e que espero que você ache útil também.

Esse modelo de 21 habilidades é, especificamente, o resultado da seguinte pergunta: *Quero ser uma boa pessoa, por onde começo?*. Comecei pelas figuras espirituais que eu tanto admirava: como eu poderia ser tão amorosa quanto Jesus? Ser pacífica e não violenta como Gandhi? Me manter tranquila, sábia e forte diante das adversidades como o Dalai Lama? Como ter visão e fé como Nelson Mandela?

Eu sabia que tinha muito trabalho a fazer em mim mesma. Mas como eu poderia saber o que estudar ou que passos dar em seguida? Outros colegas falavam de livros, processos, retiros, professores e oficinas diferentes com entusiasmo. Como eu poderia saber o que eu pessoalmente precisaria fazer depois?

Durante anos, usei minha intuição e os conselhos de amigos para me ajudar a responder a essas perguntas. Devorei livros num ritmo que se igualava à intensidade dos meus estudos universitários. No entanto, sentia que "desperdiçava" muito tempo no que parecia ser um beco sem saída. Até que, por fim, observei um padrão que, com o tempo, se tornaria as 21 habilidades.

Enquanto eu lia, participava de cursos e praticava várias técnicas, percebi que estava ocorrendo uma melhora em meus relacionamentos pessoais e profissionais. Conforme reduzia a ativação do meu ego, eu me tornava um ser humano melhor, uma pessoa mais amável. Essas "coisas" em que eu estava trabalhando com tanto afinco sem dúvida tinham um valor que transcendia minha própria felicidade pessoal. Eu estava me tornando uma mãe, esposa, amiga e colega de trabalho melhor e uma líder mais eficaz.

A ideia de descrever a inteligência espiritual como um caminho prático para nos libertar do ego e aprender a amar os outros se desenvolveu lentamente, até que um dia se solidificou no conceito descrito como uma série de habilidades. Descobri o trabalho de Daniel Goleman e Richard Boyatzis sobre inteligência emocional e me apaixonei por ele no mesmo instante. Percebi que, assim como as habilidades de relacionamento podiam ser divididas nas dezoito habilidades da inteligência emocional (que Goleman e Boyatzis chamam de "competências"), a inteligência espiritual consiste em habilidades paralelas que podem possibilitar comportamentos de sabedoria e amor.

E se eu pudesse dar nome a essas habilidades da inteligência espiritual e descrevê-las num espectro que fosse do nível "principiante" até o nível "especialista"? Será que um quadro de habilidades e de níveis de desenvolvimento poderiam ajudar a mim e a outras pessoas a saber o que fazer depois?

Em 2000, deixei um ótimo emprego na Exxon[1] para responder a essas perguntas. Graças ao trabalho que fiz em recursos humanos durante toda a minha carreira profissional, eu sabia que a espiritualidade era um tópico de grande diversidade e sensibilidade. O que quer que eu criasse seria preciso que fosse neutro e, ainda assim, amigável à fé. Por exemplo, eu queria uma linguagem com a qual os agnósticos e ateus pudessem se identificar também. Seria crucial usar definições claras e um glossário de sinônimos.

Eu estava em pleno processo de criar a minha primeira versão da avaliação quando ocorreram os ataques terroristas de 11 de setembro de 2001. A repercussão incluiu uma grande dose de tensão inter-religiosa. Seria preciso encontrar uma linguagem comum para falar sobre temas espirituais que, de certo modo, tinham se tornado mais urgentes ainda. Para mim estava claro que, se confundíssemos nosso desejo de ser espirituais com necessidades egocêntricas sobre estarmos "certos" e no "único caminho correto", então continuaríamos nos matando uns aos outros. Precisávamos encontrar uma maneira de honrar outros caminhos espirituais (inclusive os seculares), para que pudéssemos entender o que tínhamos em comum. Ao mesmo tempo, eu queria honrar o fato de que algumas pessoas tinham a crença sincera de que existe "um caminho correto para cada um de nós", sem importar se esse caminho é o Budismo, o Hinduísmo, o Islamismo, o Cristianismo ou algo diferente disso.

Será que se trata de algo irremediavelmente idealista? Talvez. Mas eu gosto de recordar o conselho que ouvi certa vez quando era jovem: *Mire as estrelas e talvez você acerte a lua*. A avaliação SQ21 e este livro são, portanto, meus melhores esforços para mirar as estrelas. Espero que o resultado seja acertar a lua, pois ofereço algo que espero que seja uma peça importante do próximo passo evolutivo para a humanidade: desenvolver nossa inteligência espiritual. Diferente tanto da espiritualidade quanto da religião, a inteligência espiritual é um conjunto de habilidades que desenvolvemos ao longo do tempo e com a prática.

Neste livro, você verá os resultados de décadas de pesquisa e doze anos de esforço muito concentrado. Enquanto você faz esta leitura, por favor, tenha em mente dois pontos:

Primeiro, meu objetivo é delinear as habilidades da inteligência espiritual, *mas não apontar o caminho que você* "tem" que seguir para desenvolvê-las. Depois de examinar as habilidades e decidir em qual delas você quer se concentrar, você pode retornar ao caminho da sua escolha (sua religião ou prática espiritual ou secular) e encontrar ferramentas dentro desse caminho específico para desenvolver essa habilidade.

Em segundo lugar, *com as 21 habilidades em mente, você pode se concentrar naquela que o ajudará no momento.* Espero que isso estimule o seu progresso e o ritmo com que você pode crescer e se desenvolver.

Minha expectativa para você, leitor, é que as 21 habilidades da inteligência espiritual criem um roteiro e um diagnóstico realmente úteis, um método para você economizar tempo e energia. Você pode ler estes capítulos e ver quais habilidades ressoam mais com você. Depois pode concentrar seus esforços em encontrar recursos, *workshops* e práticas que o ajudem a desenvolver as habilidades que quer desenvolver no caminho da sua escolha. Se você estiver muito disposto, pode decidir fazer a avaliação SQ21 (disponível no *site* DeepChange.com) e contratar um orientador treinado para ajudá-lo a fazer novas descobertas.

Minha esperança maior e mais ousada para este trabalho é que a inteligência espiritual nos ajude a "crescer" como espécie e nos permita viver melhor em nosso mundo complexo e interdependente. Espero que possamos alcançar um ponto culminante em que muitos de nós encontrem uma maneira de amarmos aqueles que estão à nossa volta e a nós mesmos, e nos concentrarmos no que é melhor e mais elevado, e assim possamos nos dirigir a um futuro melhor para a humanidade. E se a SQ21 puder ser uma pequena parte disso, ficarei feliz.

Bênçãos para você e para todos nós. Espero que todos possamos fortalecer o músculo espiritual de que precisamos para nos tornarmos as melhores pessoas que pudermos ser.

E que possamos construir, assim, um belo futuro para a humanidade.

CINDY WIGGLESWORTH
Houston, Texas, 2012

Parte Um

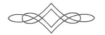

O Que é Inteligência Espiritual?

Capítulo Um

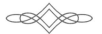

Tornar-se Um Ser Humano Pleno

"O homem não pode se aproximar do divino indo além do humano;
ele pode se aproximar Dele sendo humano.
É tornar-se humano é aquilo para o
qual foi criado esse homem em especial."

MARTIN BUBER, *Hasidism and Modern Man* (1956)

Tornar-se um ser humano pleno é uma grande aventura, que requer crescimento e expansão. Você também já se sentiu compelido a crescer? Alguns de nós passam a infância com esse anseio. Outros descobrem essa inquietação numa época posterior da vida. Se você pegou nas mãos este livro, suspeito que esteja nesse caminho. Você é alguém que quer se tornar um ser humano mais pleno, ser a melhor versão de SI MESMO. Quando essa ânsia desperta, não há distração, compras ou promoções na carreira profissional que possam satisfazê-lo. Você simplesmente sabe que existe "algo mais".

Transcender nossa "natureza menor" e crescer até realizar todo o nosso potencial como seres humanos é a coisa mais importante e gratificante que podemos fazer na vida. A série de habilidades que, em conjunto, eu chamo de "inteligência espiritual" foi projetada para ajudá-lo a se tornar mais você mesmo, a continuar a crescer e se desenvolver, e a viver com mais consciência, direção, sabedoria e compaixão. Essas habilidades e o objetivo maior de ser um ser humano mais pleno estão em consonância com todas as grandes tradições de sabedoria universal. O psicólogo Abraham Maslow descreveu isso como "o objetivo máximo da humanidade, uma meta distante que todas as pessoas se esforçam para atingir... e [que] equivale a realizar em sua totalidade os potenciais de uma pessoa, o que seria, digamos, tornar-se um ser humano pleno".

Nós nos sentimos atraídos para o nosso próprio potencial superior, pois estamos em busca de algo. No entanto, geralmente não conseguimos descrever o descontentamento que sentimos nem como vamos chegar ao lugar onde estamos tentando "chegar". Nem mesmo os especialistas (místicos, mestres, santos e sábios das grandes tradições de sabedoria) parecem concordar quando se trata dos detalhes da transformação espiritual. Como aponta Maslow, existem inúmeras nomes para esse "objetivo máximo": autorrealização, autotranscendência, realização espiritual ou despertar espiritual, individuação e muitos outros. E existem também muitos caminhos para se chegar lá. Cada cultura e tradição de fé têm seu próprio caminho e algumas religiões parecem convencidas de que a maneira como elas o descrevem é a única verdadeira. Essa tendência das religiões para serem exclusivas e a considerar outros caminhos errados me incomodou durante a maior parte da minha vida. Se realmente existe um "único objetivo máximo" para o desenvolvimento humano, não deveria ser possível descrever uma forma neutra e objetiva de fé para alcançar esse objetivo? Por intermédio do uso de instrumentos pioneiros da Psicologia e de outras ciências, podemos criar e aperfeiçoar um sistema estatisticamente confiável por meio do qual poderíamos mensurar o progresso na dimensão espiritual do desenvolvimento humano. Dentro dessa estrutura, cada caminho espiritual pode continuar a ensinar seus adeptos como crescer, e ainda assim podemos mostrar que muitos outros caminhos também podem funcionar.

O que ofereço neste livro é uma maneira de descrever uma peça do quebra-cabeça sobre como nos tornamos seres humanos plenos, sobre como podemos nos colocar à altura do nosso potencial máximo. Ele se fundamenta no trabalho feito no campo das inteligências múltiplas e o amplia. Ao expandir esse campo para incluir a inteligência espiritual, podemos ir além do diálogo sobre "quem está certo e quem está errado". Podemos nos concentrar no objetivo e cada um pode escolher seu próprio caminho para chegar lá. Ao usar as 21 habilidades da inteligência espiritual, você pode avaliar em que patamar está, planejar alguns passos concretos para crescer e começar a ver de imediato o impacto que isso está exercendo em áreas da vida que são importantes para você.

A definição do objetivo

Vamos começar com uma pergunta: Quem você admira como líder espiritual? Pense nisso por um instante. A palavra "admirar" é fundamental. Pense naquelas pessoas que vêm à sua mente, sem hesitação, como exemplos de pessoas que claramente levam uma vida nobre. E então faça a si mesmo uma segunda pergunta: por que admiro essas pessoas como líderes espirituais? Quais são os traços que as fazem se destacar como exemplos do potencial humano elevado? Você talvez queira reservar alguns minutos para fazer uma lista de pessoas nobres e das suas principais características.

Eu fiz essas perguntas a milhares de pessoas com vidas muito diferentes e convicções espirituais ou religiosas variadas, desde crentes devotos até ateus declarados. O que eu acho um tanto reconfortante e fascinante em suas respostas é que elas concordam muito mais do que o esperado.

Os nomes que surgem são bastante consistentes e tendem a cair em categorias previsíveis: grandes figuras religiosas, como Abraão, Buda, Dalai Lama, Gandhi, Jesus, Krishna, Maomé, Moisés, Madre Teresa, o papa e vários santos; grandes líderes políticos, ativistas da paz ou defensores da liberdade, como Jimmy Carter, Gandhi, Martin Luther King Jr., Nelson Mandela, e Thich Nhat Hanh (alguns dos quais também são líderes espirituais/religiosos); figuras culturais proeminentes e personalidades da televisão como Deepak Chopra ou Oprah Winfrey; personagens fictícios, como Yoda, de *Guerra nas Estrelas*, ou Atticus Finch, de *O Sol é*

Para Todos; e vários parentes, mestres religiosos ou espirituais regionais ou da atualidade, conselheiros ou professores de escola, amigos ou às vezes até mesmo um chefe, que nos inspira em nosso dia a dia.

Mais importante, quando as pessoas são convidadas a descrever traços particulares que as fazem admirar essas pessoas, as palavras que dizem são notavelmente semelhantes. Além das diferenças religiosas e culturais, nós de fato temos ideias bastante claras e notavelmente congruentes sobre como é a maior realização humana. Aqui estão algumas das descrições que ouço com mais frequência. O líder espiritual é:

- autêntico e tem integridade
- é calmo, pacífico e centrado
- tem uma missão ou vocação muito clara
- é compassivo, solícito, amável e amoroso
- é valente, confiável, fiel e cheio de fé
- é generoso e tende a perdoar
- é um grande líder, professor e/ou mentor
- é humilde, inspirador e sábio
- não é violento
- tem espírito e coração abertos
- é persistente, se orienta por valores e está comprometido em servir aos outros.

Embora as palavras escolhidas possam variar um pouco quando se trata de uma determinada pessoa ou grupo, elas tendem a ser sinônimos das palavras dessa lista. O que indica a consistência das respostas é que já temos uma percepção geral do que faz alguém digno da nossa admiração e possivelmente do nosso desejo de imitá-la. *Nós reconhecemos uma expressão mais íntegra e elevada de humanidade quando a vemos.* Quando colocamos de lado nossas ideias sobre o que significa espiritualidade ou os preconceitos sobre a religião que podem ter sido incutidos em nossa mente na infância, descobrimos que temos uma "bússola espiritual" natural. Nós sabemos como é a nobreza de caráter. E a inquietação que sentimos é a sensação de sermos atraídos para uma expressão absoluta do nosso próprio potencial humano.

A pergunta que persiste é: como chegamos lá? Como saímos de onde estamos hoje para sermos mais parecidos com Gandhi, Jesus, Nelson Mandela, o Dalai Lama ou o sábio professor que nos inspirou quando criança? Embora tenhamos um sentido inato de onde precisamos ir, a maioria de nós não aprendeu quais são as habilidades e capacidades específicas que estamos tentando adquirir quando buscamos o crescimento espiritual. Nem temos, tampouco, um meio de avaliar em que ponto estamos da jornada para o desenvolvimento dessas habilidades. Essas são as áreas para as quais este livro espera contribuir.

Eu não estou oferecendo mais um caminho alternativo nem afirmando que o meu caminho é melhor que o de todos os outros. Em vez disso, estou propondo uma estratégia totalmente diferente, que pode ser aplicada a qualquer caminho que você esteja seguindo, para tornar esse caminho mais eficaz, mais deliberado e mais claramente transformador. Essa abordagem é o cultivo do que eu chamo de "inteligência espiritual".

O que é inteligência espiritual?

A inteligência espiritual, ou "QS", como a abreviaremos, é o campo em que me especializei. No próximo capítulo, veremos que ela se vincula a outros tipos de inteligência com que podemos estar mais familiarizados e passaremos algum tempo analisando a noção geral de múltiplas inteligências. Mas, como introdução a esse campo, eu gostaria de compartilhar com você a história de como cheguei até ele. Quando minha jornada começou, eu não sabia nada sobre a teoria das inteligências múltiplas nem sobre a noção agora amplamente aceita de inteligência emocional. Eu era simplesmente uma profissional de recursos humanos que trabalhava numa grande empresa de petróleo no Texas, e estava consciente do meu próprio crescimento e dos efeitos que isso tinha sobre a minha capacidade de liderança. Aos meus 30 e poucos anos, percebi que estava me tornando uma líder de muito mais impacto do que antes. Eu conseguia que aprovassem projetos multimilionários rapidamente (o que era um grande feito na década de 1990 na área de recursos humanos). Os gerentes me ajudavam a formar rapidamente as equipes para os meus projetos, mesmo que seus próprios projetos tivessem poucos recursos. E minhas equipes eram prósperas, criativas e produtivas. Eu atribuía o desenvolvimento dessas novas habilidades de liderança ao trabalho espiritual que eu fazia na época. Eu estava me concentrando, nesse período, em reduzir meu apego em relação às minhas próprias necessidades egocêntricas e fixando a minha atenção no bem maior da equipe, nos clientes, na empresa e além. Ao mudar o meu foco dessa maneira, eu conseguia ver soluções para as quais antes eu estava cega e trabalhar com as pessoas de maneiras criativas que nunca tinham me ocorrido antes. Era óbvio para mim que meu próprio crescimento espiritual estava afetando diretamente a minha eficácia como líder. No entanto, eu sabia que falar sobre espiritualidade não era algo que seria muito bem aceito no ambiente corporativo. Como gerente de Recursos Humanos, eu entendia muito bem a susceptibilidade que implicava trazer à baila qualquer assunto que soasse o mínimo que fosse como religião no local de trabalho (especialmente no Texas, onde muitas pessoas têm uma orientação cristã muito conservadora e era muito fácil provocar debates teológicos intensos). Foi nessa época que comecei a considerar pela primeira vez como as novas capacidades e potencialidades que eu estava descobrindo poderiam ser traduzidas em termos universais, livres de bagagens religiosas.

Posteriormente, levantei a hipótese de que deveria haver "habilidades" ou competências específicas cuja contribuição para a inteligência espiritual poderia ser identificada e até mesmo maneiras de medir essas habilidades cientificamente. Ao descobrir que ninguém tinha criando essa linguagem ainda, pedi demissão da Exxon depois de vinte anos de trabalho e me despedi de uma carreira de sucesso para me lançar rumo ao desconhecido. Fundei minha própria empresa e me propus a definir o que era inteligência espiritual e a provar minha hipótese.

Minhas principais perguntas eram: É possível criar um instrumento de qualidade, rigorosamente testado, profissional e neutro em termos de fé, para medir esse poderoso conjunto de habilidades? E esse conjunto de habilidades teria de fato relação com o desenvolvimento humano e as capacidades de liderança?

O maior obstáculo que enfrentei em meus dias na Exxon, e ainda enfrento com muitos clientes hoje em dia, é a preocupação com o respeito à diversidade religiosa. Deixe-me assegurar que, se você também tem essa preocupação, descobrirá que a inteligência espiritual é diferente da espiritualidade ou da religião. Para começar este livro com clareza com relação a essas distinções-chave, aqui estão as minhas definições de espiritualidade, religião e, por fim, inteligência espiritual.

Espiritualidade, como eu a defino, é *a necessidade humana inata de estar conectado a algo maior que nós mesmos, algo que consideramos divino ou de nobreza excepcional*. Isso significa que buscamos nos conectar a algo maior do que nosso ego imaturo, que nossas pequenas necessidades. O desejo inato de estabelecer essa conexão transcende qualquer fé ou tradição específica. Ele não requer uma crença numa divindade, seja qual for sua descrição, nem impede uma crença em Deus ou no Espírito ou no divino. Eu acredito que essa necessidade inata de estar conectado a "algo maior" existe em todos nós, embora alguns possam ouvir essa voz com mais força do que outros. De tempos em tempos, nossas necessidades de sobrevivência podem superar nossa consciência dessa ligação. É por isso que Abraham Maslow identificou a "autotranscendência" como uma das necessidades humanas universais, mas a colocou no topo da sua pirâmide, para indicar que ela só pode emergir totalmente quando as necessidades inferiores de "subsistência" estão satisfeitas.

Religião, como eu a defino, é um conjunto de crenças e práticas específicas, que geralmente se baseia num texto sagrado e é representado por uma comunidade de pessoas. As religiões podem apoiar as pessoas em seu crescimento espiritual, na satisfação dessa necessidade inata de se conectar com algo maior, mas não é o único caminho para o desenvolvimento espiritual.

A inteligência espiritual, em comparação com a espiritualidade e a religião, é um conjunto de habilidades que desenvolvemos ao longo do tempo com a prática. Ela pode se desenvolver dentro de uma crença ou tradição religiosa ou de forma independente. O ponto-chave que se deve considerar, no entanto, é que ela precisa ser *desenvolvida*. Eu acredito que todos nascemos espirituais, mas não nascemos espiritualmente inteligentes. A inteligência espiritual requer esforço e prática. Do mesmo modo, uma criança pode nascer com talento musical, mas, a menos que ela aprenda a habilidade de tocar um instrumento, e pratique a sua arte com constância, ela não chegará a ser um grande músico.

Então, o que é inteligência espiritual? A minha definição, criada com muita consideração, é que a inteligência espiritual é *a capacidade de se comportar com sabedoria e compaixão, mantendo a paz interior e exterior, seja qual for a situação.*

Essa definição surgiu da minha busca por uma linguagem universal para descrever o objetivo do esforço humano. Originalmente, eu queria usar a frase "se comportar com amor", porque muitas das grandes tradições falam de amor. Mas "amor" é uma palavra muito vaga e imprecisa. Assim como dizemos, "Eu amo os meus filhos", também dizemos coisas como "Eu amo pizza". Eu precisava de algo mais preciso do que isso, mais mensurável. Um dia encontrei uma definição oriental do amor que dizia: "O amor é um pássaro com duas asas. Uma asa é a compaixão; a outra asa é a sabedoria. Se qualquer uma das duas estiver quebrada, o pássaro não pode voar". Assim que li essas palavras, soube que tinha encontrado o que estava procurando. Senti como se estivesse me lembrando de uma verdade profunda que nem sabia que tinha esquecido.

A sabedoria e a compaixão tornaram-se os dois pilares da realização espiritual que eu coloquei no centro da minha nova definição. Eu tinha encontrado os termos que me permitiriam "tornar operativa" essa coisa chamada "amor". Para mim, elas representam o melhor do coração e o melhor da mente, reunidos para criar um comportamento amoroso. Como podemos ser pais amorosos? Amigos solícitos? Líderes? Colegas de trabalho? Como podemos servir ao mundo? Servimos ao mundo sendo sábios e compassivos. Devemos levar uma mente madura e um coração maduro a todas as nossas ações. A palavra "comportar-se" também é fundamental na minha definição. A inteligência espiritual deve se mostrar em nossas atitudes e em nosso comportamento. Se vemos o desenvolvimento espiritual apenas como uma experiência interior, se não a incorporarmos em algo exterior, visível, então eu diria que ainda não vivemos à altura dos modelos espirituais que tanto admiramos.

A parte final da definição refere-se à capacidade de manter a paz interior e exterior, seja qual for a situação. Eu descobri que esse ideal espiritual tão reverenciado é essencial se quisermos agir por amor. Precisamos manter nossa sabedoria e compaixão dentro do receptáculo maior da paz. E a razão pela qual eu especifico "interior e exterior" é que muitas pessoas podem fingir tranquilidade do lado de fora, mas não é nada pacífica interiormente. Isso nem sempre é uma coisa ruim em certas circunstâncias, mas é um tremendo dreno de energia. Eu trabalho com muitos profissionais da área da saúde e os vejo fazendo um trabalho fantástico para manter uma aparência de paz exterior ao interagir com pacientes difíceis ou muito contrariados, ou com seus familiares. Mas também vejo o desgaste que isso representa com o tempo; a fadiga, o estresse e o esgotamento são endêmicos nesse campo de trabalho. O tipo de paz que é a expressão de uma inteligência espiritual altamente desenvolvida é uma paz que vem de dentro. A paz interior gera paz exterior, sem provocar fadiga ou esgotamento. A paz interior é, portanto, mais genuína, e menos provável de ser afetada em tempos de crise ou estresse.

A capacidade de se comportar com sabedoria e compaixão, mantendo a paz interior e exterior, seja qual for a situação. Essa é a minha expressão simples do "objetivo final" de que falava Maslow. Eu acredito que isso destila a essência do que achamos tão inspirador e exemplar naquelas pessoas que, uma vez ou outra, são mencionadas como heróis espirituais. Além disso, é uma definição poderosa porque, como veremos neste livro, ela pode ser dividida em "habilidades" específicas que podemos medir e que, portanto, nos capacitam a tomar em nossas próprias mãos o nosso desenvolvimento.

Como adotar o processo

Toda essa conversa sobre objetivos finais e potenciais mais elevados pode parecer preocupante para alguns. Você pode estar se perguntando: espiritualidade não é aceitar as coisas como são? Que tal "viver o momento"? Peço a você que considere um paradoxo. Acredito que estabelecer objetivos é essencial para o crescimento, mas também alcançamos nosso objetivo a cada passo que damos durante o processo de desenvolvimento. Descobrimos nosso "estado ótimo" pelo próprio processo de desenvolvimento, através do compromisso espontâneo e consciente com o nosso próprio crescimento e evolução, de uma forma que só parece possível para os seres humanos. Na verdade, como somos seres em evolução, nosso total florescimento pode ser um propósito em movimento. O destino e a viagem estão entrelaçados; um ajudando a definir e redefinir o outro num magnífico desdobramento.

Esse é o paradoxo que peço que você tenha em mente ao iniciarmos este livro. Por um lado, você precisa mirar alto o suficiente para que sua visão se estenda e vá mais além do que você imagina ser possível. Você precisa aspirar um objetivo nobre, que lhe permita vivenciar o que os místicos denominam "descontentamento divino", uma inquietação e urgência para ser o melhor que você pode ser. Por outro lado, você precisa confiar no próprio processo e abraçar a momento presente em sua totalidade, pois urgência demais debilita a paz e a sabedoria do processo. Pode provocar um autojulgamento severo, que é o oposto da autocompaixão e leva a relacionamentos improdutivos consigo mesmo e com os outros, ao ponto de inibir o crescimento.

Nos dias de hoje, muitas pessoas sentem grande urgência para alcançar o crescimento pessoal. Em essência, isso é bom, pois o mundo em que estamos e as condições de vida que enfrentando exigem líderes mais sábios e compassivos. Sem dúvida, as exigências do nosso planeta e dos nossos semelhantes são tão prementes que muitas vezes parece que simplesmente não há tempo para fazer o trabalho necessário em nós mesmos. E, no entanto, é essencial que façamos o nosso trabalho individual.

Acadêmicos, médicos, praticantes da fé e filósofos já estudaram a jornada de desenvolvimento por tempo suficiente para nos proporcionar bons indícios de como ajudar as pessoas a "acelerar" o processo. No entanto, o desenvolvimento de um "eu" mais completo é como o cultivo de uma safra de grãos que sustenta a vida. Por mais desesperados que estejamos para ter sucesso, esse processo só pode ser acelerado até certo ponto. Cada um de nós tem limitações que determinam o ritmo com que podemos avançar e a sequência natural de etapas que devemos seguir. O bem-sucedido autor de livros de negócios Stephen Covey chama isso de "a lei da fazenda". Para produzir uma boa colheita, precisamos primeiro preparar o terreno, plantar as sementes e regá-las. "Estratégias rápidas, fáceis, gratuitas e divertidas não funcionam nas "fazendas" da nossa vida, porque... estamos sujeitos a leis naturais e aos princípios que nos regem",[2] ele escreve. Nosso desafio é manter o processo o mais breve possível e, ao mesmo tempo, nunca ficar frustrado com o tempo que está exigindo de nós, nem tentar pular etapas necessárias. Se tentarmos avançar muito rápido, podemos criar a ilusão temporária de progresso rápido, mas grandes lacunas no nosso desenvolvimento (às vezes conhecido como sombras) nos atrasarão no futuro. Apressar o desenvolvimento é como construir sobre bases incompletas, o que leva à instabilidade e até o colapso. As quedas espetaculares e trágicas da graça são, com muita frequência, o resultado.

Portanto, meu conselho no início deste livro e para todos os dias da sua vida é o seguinte: saiba que você é perfeito do jeito que é, e que o desdobramento do seu eu mais completo e elevado ainda está à sua frente. Sinta calma e urgência ao mesmo tempo. Tudo está bem, mas não pare de se esforçar para ser melhor. Continue tentando ser a melhor versão de si mesmo.

Em consonância com esse paradoxo, este livro não enfoca um certo estado ideal e estatístico do "ser humano desenvolvido em sua totalidade", mas, sim, um processo dinâmico de desenvolvimento. Tornar-se um ser humano completo não é uma conquista, mas um compromisso contínuo. E a capacidade de viver plenamente esse compromisso é talvez a realização espiritual mais significativa que podemos aspirar. Em minha própria pesquisa, descobri que essa é a chave do crescimento pessoal.

O eu humano, como eu o entendo, não é, por natureza, uma entidade estática; ele é um processo de tornar-se, transformar-se, adaptar-se, contrair-se e, em seguida, expandir-se. É ser afetado por condições externas da vida, como a cultura ao seu redor, o ambiente físico e os problemas enfrentados na luta para sobreviver e prosperar. Também é afetado por condições internas, como padrões de hábitos instintivos, condicionamentos emocionais e psicológicos e um impulso interior inato para se tornar "mais" e ser mais compassivo, sábio e pacífico.

Muitos de nós tendem a pensar no eu como um substantivo. Referimo-nos a nós mesmos em termos estáticos: sou gerente de recursos humanos, sou mãe, sou americana. Tente pensar em si mesmo como um verbo e refira-se a si mesmo em termos dinâmicos. Observe como isso muda seu senso de identidade e suas possibilidades: estou aprendendo e crescendo, estou analisando os prós e contras das escolhas que tenho pela frente, estou sentindo muitas coisas ao mesmo tempo, estou triste e feliz, cansada, mas animada. Adicione parâmetros temporais para aumentar a sensação e uma natureza que flui em si mesmo. Embora eu tenha sido criada no catolicismo, atravessei um período de agnosticismo e agora me identifico como "cristã zen" (um cristão influenciado pelo Budismo e pelo Taoismo). Quem sabe como vou me identificar daqui a dez anos?

A pergunta central

O "eu" é dinâmico, fluido e fascinante. Algumas pessoas se referem a ele como um processo de "apropriação de si mesmo", para tornar mais clara sua natureza dinâmica. Nós estamos fluindo o tempo todo, e há muitos fluxos que compõem quem e o que somos. Alguns aspectos de nós mesmos podem ser altamente desenvolvidos, enquanto outros estão um pouco mais atrasados. E, no entanto, algumas coisas permanecem constantes. Por exemplo, uma certa essência da "Cindy" está presente desde que nasci. Como veremos, a pergunta mais importante é *quem é responsável por esse autoprocesso em toda a sua complexidade em constante mudança e de múltiplas camadas?* Pergunte a si mesmo: Estou deixando o mundo exterior me dizer quem devo ser, como devo agir e o que devo aspirar? Ou há uma voz mais profunda e serena guiando meu desenvolvimento? Eu sou um fardo de contradições, que me fazem parecer uma pessoa diferente a cada instante? Ou estou fazendo o melhor possível para expressar minha integridade e consistência enquanto navego pelas complexidades da vida? Eu me sinto em sintonia com um propósito mais universal ou com as preocupações e desejos mesquinhos e de curto prazo que meu ego vivencia no dia de hoje?

A inteligência espiritual se resume a esta pergunta essencial: quem está conduzindo a sua vida? Um "Eu Superior" mais sábio e tranquilo está no comando ou você se deixa levar por um ego imaturo e míope e/ou pelas crenças e ideais dos outros? Essa pergunta central sobre quem está conduzindo a sua vida diz tudo sobre a sua capacidade de se tornar um ser humano completo e a profundidade do seu compromisso atual com o processo de crescimento e desenvolvimento.

O que descobrimos, à medida que prestamos mais atenção às nossas próprias escolhas e atitudes, é que *podemos escolher crescer ou não crescer.* Quem é o "eu" que escolhe? Durante grande parte da nossa vida, a maioria de nós abdica do poder do "eu que escolhe" em favor dos nossos pais, da nossa escola, da nossa cultura, até que por algum motivo começamos um processo de "autoria própria". Se você imaginar sua vida como um programa de TV ou um filme, considere que na primeira metade da sua vida você recebe de alguém um roteiro, um papel, que dita o que você deve fazer e quando. Com certas exceções de rebeldia adolescente, somos muito influenciados por isso. E mesmo quando existe essa rebelião, de um certo ponto de vista, estamos sendo controlados pelo roteiro, porque estamos reagindo a ele. Ainda não alcançamos uma real liberdade de escolha. Tornamo-nos autores de nós mesmos apenas quando nos tornamos conscientes de qual parte do nosso próprio eu está no comando. Descobrimos então que existe de fato um "sistema mestre" ou um observador do processo, às vezes chamado de Eu Superior. Essa é a parte de nós que pode escolher comandar esse processo de "apropriação de si mesmo".

Desenvolvendo a voz do Eu Superior e aprendendo como seguir sua orientação é a parte mais vital da inteligência espiritual.

Eis a essência do que a inteligência espiritual nos permite fazer: ela pode amadurecer o ego, tirá-lo gentilmente do banco do motorista e colocá-lo no banco do passageiro, e permitir que nosso Eu Superior conduza o carro da nossa vida. É aí que o destino de repente fica claro, o processo acelera e nos "apropriamos de nós mesmos", desenvolvendo a velocidade máxima. Durante todo esse tempo, nós também estamos em paz com o presente, sabendo e confiando que a melhor parte de nós mesmos está no comando e, portanto, estamos no melhor lugar possível, no momento. Como este livro ilustra, a inteligência espiritual nos ajuda a ficarmos mais conscientes desse processo pessoal e do processo global maior em que estamos inseridos, enquanto adquirimos maestria tanto sobre o eu quanto sobre sua relação com o mundo.

À medida que nos concentramos no desenvolvimento mais completo do nosso potencial humano superior, é importante ter em mente que os aspectos "inferiores" ou menos desenvolvidos da nossa humanidade não são algo que devemos depreciar ou de que devemos nos envergonhar. Ser humano é uma dádiva milagrosa que inclui nossas imperfeições. Mas nós somos como um grupo de adolescentes. Tendemos a pensar que sabemos tudo, mas ainda somos bastante tolos em muitas das nossas atitudes. Você ri ao ver fotos antigas de si mesmo no ensino médio ou na faculdade? ("Mas que roupa é essa?! O que tínhamos na cabeça?") Um dia vamos rir com compaixão dos nossos eus anteriores. Por ora, precisamos continuar amadurecendo, e temos de amadurecer rápido o suficiente para evitar sofrimento desnecessário para nós mesmos e para muitos outros seres humanos, bem como outros seres vivos com que compartilhamos este planeta. Contamos com uma capacidade surpreendente, o impulso interior e a bússola interior para nos ajudar a crescer. Isso é o que torna a humanidade tão fascinante e cheia de potencial.

Esse impulso interior é a parte de nós que reconhece instintivamente a expressão humana superior quando a vemos e que é atraída para o crescimento e a autoatualização. Em termos simples, isso é o que chamo de Eu

Superior. Em contraste, o ego, ou eu inferior, é a parte imatura, egoísta, míope de todos nós, a parte que quer que tudo fique como está. Mais adiante neste livro, eu discutirei esses diferentes aspectos da nossa natureza humana em mais detalhes. Se você se sentir pouco à vontade com os termos que uso, se eles desencadearem certas reações ou padrões negativos em você, não se preocupe. Você poderá criar seus próprios termos. A única coisa com que precisamos concordar, neste momento da nossa jornada, é que existem esses diferentes impulsos dentro cada um de nós. Alguns são mais nobres, altruístas e inspiradores, e outros tendem à mesquinhez, ao egoísmo e à limitação. Se formos capazes de reconhecer essa verdade simples com compaixão, estamos prontos para começar nossa jornada.

Capítulo Dois

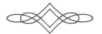

Compreender as Inteligências

"Como seres humanos, temos muitas maneiras diferentes de representar significados, muitos tipos de inteligência."

– HOWARD GARDNER, *Frames of Mind*

Você já conheceu alguém que é realmente inteligente, mas tem um péssimo relacionamento interpessoal? Sempre que faço essa pergunta, é inevitável que algumas pessoas riam e digam que sim. Algumas dão até exemplos: "Meu chefe é assim!" ou "Por acaso você está falando do meu irmão?". Mas, depois que as risadas diminuem, ficamos um pouco mais sérios. O que acontece em casos como esses? Sem dúvida, eles são muito comuns, mas como as pessoas podem ser tão inteligentes num aspecto da vida e tão incompetente em outra? A resposta simples é que há mais de um tipo de inteligência. Uma vez que entendemos esse fato evidente, mas pouco valorizado, somos mais capazes de reconhecer nossos próprios pontos fortes e identificar as áreas em que queremos crescer.

Para enfocarmos o desenvolvimento da inteligência espiritual, é fundamental entendermos como ele se encaixa na matriz das inteligências múltiplas que compõem a nossa humanidade. Veremos que a inteligência espiritual não é apenas uma inteligência entre muitas. Quando altamente desenvolvida, ela também se torna uma fonte de orientação e direção para as outras dimensões do nosso potencial humano.

Quando os psicólogos começaram a e interessar em medir a "inteligência", na França do século XIX, geralmente ela era considerada uma capacidade singular e entendida como a capacidade de raciocinar e resolver problemas com que cada ser humano nasce, em maior ou menor grau. Ela era considerada uma capacidade difícil de mudar. A tendência da maioria que trabalhava nesse campo em seu início (embora não de todos) se inclinava claramente na direção da "natureza *versus* criação", ou a crença de que fatores hereditários desempenhavam um papel predominante ao determinar a inteligência e que os fatores culturais e ambientais, inclusive a educação, eram secundários. Essa crença inclusive deu origem a algumas ideias repugnantes sobre quais seres humanos deveriam ter permissão para se reproduzissem com a finalidade de otimizar a inteligência da sociedade como um todo; como uma espécie de darwinismo social. Felizmente, essas ideias não prevaleceram. Em nossa cultura, entendemos que a "inteligência" de uma pessoa não é simplesmente uma questão de herança genética. E cada vez mais percebemos que a inteligência não é só uma "coisa".

Nem todos os pesquisadores pioneiros da inteligência eram darwinistas sociais. Alfred Binet, o pai do teste de QI moderno, tinha motivações muito diferentes. A França tinha acabado de aprovar uma legislação inovadora que obrigava todas as crianças a frequentarem a escola. Essa democratização da educação era uma inovação radical, e o governo sabia que ela exigiria uma expansão das práticas de ensino para incluir crianças que não havia sido criadas em lares privilegiados. Binet e seu colega, o psicólogo francês Théodore Simon, desenvolveu o teste Binet-Simon para proporcionar aos professores uma forma justa e objetiva de avaliar quais crianças exigiriam mais do seu tempo e atenção. Infelizmente, outros se apoderaram desse teste e passaram a usá-lo como um instrumento para exercer formas muito menos positivas de discriminação, como foi o caso do movimento eugenista do início do século XX nos Estados Unidos.

O campo da inteligência cognitiva permanece controverso até hoje. Muitas pessoas se sentem humilhadas por testes de QI padrão. Agora se sabe que, em estudantes muito jovens, o estado de ânimo, a saúde e qualquer forma de ansiedade social podem alterar os resultados de avaliações de QI baseadas em tarefas. Mesmo entre os alunos mais velhos, havia aqueles que não iam bem nos testes. Talvez você ou um irmão ou amigo tenha enfrentado alguma dificuldade de aprendizagem, como a dislexia. Se é esse o caso, você sabe que condições como essa não indicam necessariamente falta de inteligência, mas, sim, uma dificuldade no processamento de certos tipos de informação. No entanto, quem desconhece as nuances desse campo muitas vezes consideram os alunos com dificuldades de aprendizagem crianças "menos inteligentes".

Agora sabemos que os seres humanos são combinações complexas de talentos e habilidades. Pessoas com autismo funcional ou com síndrome de Asperger podem ser brilhantes ao realizar certas tarefas, mas ter muita dificuldade nas relações interpessoais. Um exemplo de que muitos de nós se lembrarão é Raymond, o personagem de Dustin Hoffman no filme *Rain Man*. Ele era capaz de calcular somas gigantescas de cabeça, mas não compreendia os fundamentos da comunicação interpessoal. Os indivíduos que foram reprovados em todas as matérias na escola às vezes se tornam gênios criativos ou grandes atletas. Uma criança com uma inteligência cognitiva convencionalmente baixa pode se revelar socialmente talentosa, como uma garotinha capaz de descrever a rede de amizades existente entre todas as trinta crianças da sua sala de aula. Ela sabe quem tem o hábito de almoçar junto ou quem está triste ou feliz em certos dias. Exemplos como esses e muitos outros deixam claro que a inteligência tem mais matizes do que a estreita gama de habilidades que são medidas pelos métodos convencionais de testes psicométricos.

Diante disso, não é de surpreender que mesmo entre aqueles que se apegam à ideia de uma única inteligência "geral", ainda não se chegou a nenhuma definição padrão do termo. S. Legg e M. Hutter, pesquisadores especialistas em Inteligência Artificial, coletaram até setenta definições variadas de dicionários e psicólogos com credibilidade,[3] comprovando a observação do psicólogo e psicometrista americano Robert J. Sternberg de que "De um ponto de vista restrito, parece haver quase tantas definições de inteligência quanto especialistas dispostos a defini-la".[4]

Sternberg foi um dos primeiros a questionar a teoria psicométrica tradicional de que a inteligência "é uma coisa". Ele propôs uma visão "triárquica" da inteligência, que a divide em três partes: analítica, criativa e prática. O psicólogo Howard Gardner foi ainda mais longe em seu livro inovador de 1983, *Frames of Mind*, no qual propõe que o ser humano possui inteligências múltiplas, além da que é comumente mensurada em testes de QI. "É mais sensato crer que os seres humanos possuem uma série de faculdades relativamente independentes", escreve ele, "em vez de se pensar que uma certa quantidade de potência intelectual (ou QI) pode ser simplesmente canalizada em uma ou outra direção. Decidi, portanto, pesquisar uma formulação melhor de inteligência humana. Propus uma nova definição: *uma inteligência é um potencial psicobiológico para processar informações e que permita resolver problemas ou projetar produtos valorizados em ao menos um contexto cultural*".[5]

Não é a definição mais elegante ou fácil de lembrar, mas deu a Gardner um conjunto de critérios para identificar sete inteligências distintas. Com base em seu trabalho empírico com crianças normais e crianças superdotadas, e também com pacientes com danos cerebrais, seu livro aborda sete tipos de inteligência:

1. Linguística (linguagem falada e escrita, compreensão e composição)
2. Lógico-matemática
3. Musical (interpretação, composição, apreciação)
4. Corporal-cinestésica (força física e coordenação; importante para atletas profissionais ou dançarinos, cirurgiões qualificados, alguns artesãos)
5. Espacial (reconhecer padrões de espaço; importante para pilotos, navegadores, escultores, arquitetos)
6. Interpessoal (entender intenções, motivações e desejos de outras pessoas)

7. Intrapessoal (compreensão dos próprios desejos, medos e capacidades e uso dessas informações para gerenciar a própria vida).

Em textos mais recentes, Gardner acrescentou uma oitava inteligência, a naturalista, e continua a especular sobre uma possível nona, a existencial.

Tudo isso pode parecer uma maneira muito complexa de abordar a noção de inteligência, mas pode ser uma lente fascinante através da qual se começa a explicar muitas das coisas que todos nós encontramos à medida que crescemos, passamos pela escola e fazemos escolhas na carreira profissional e nos relacionamentos. Pode nos ajudar a entender por que podemos ter preferências por certos tipos de atividades ou por que algumas habilidades parecem fáceis para nós, enquanto outras parecem ir contra a corrente. Mas qual é o valor *prático* de saber o que é uma inteligência e quantas inteligências diferentes possuímos? O que a pessoa média, que não está interessada em discutir matizes extravagantes e longas definições, pode fazer com esse conceito de inteligências múltiplas? Se entendermos o conceito *suficientemente bem*, poderemos usá-lo para otimizar nossa própria vida. Precisamos refletir sobre as seguintes perguntas: Quais são os meus dons? O que eu posso mudar? O que eu não posso mudar? E sobretudo: se eu quiser melhorar em alguma coisa, *como* posso fazer isso?

Com esse tipo de aplicação pragmática em mente, criei minha própria definição de inteligência, que sintetiza e procura simplificar algumas das muitas definições já existentes. A inteligência é composta de três partes: natureza, criação e resultados. Portanto, a inteligência é:

Seu potencial inato (natureza), que:

- é materializado por meio da prática (criação/esforço)
- tem como resultado a adaptação ou comportamento ou escolha adequadamente fundamentada.

Para ilustrar essa definição, tomemos o exemplo da inteligência musical. Imagine que uma criança nasça com um dom para a música (natureza).

Graças a algum feliz acidente da genética, ela tem o potencial inato para ser uma pianista de sucesso internacional. Mas ela nasceu numa família que dá pouco valor à música e em circunstâncias em que a própria ideia de fazer aulas de música pareceriam um luxo ridículo, já que seus pais lutam para colocar comida na mesa. Ela nunca é exposta a um piano, nunca estuda teoria musical, nunca pratica sua arte e, portanto, não desenvolve seu potencial musical. Agora imagine que a mesma criança nasce em circunstâncias muito diferentes. Ela tem o mesmo dom natural, mas nesse caso, sua família aprecia a música e incentiva seu estudo, dando-lhe a oportunidade de materializar o seu potencial através da prática (criação). Nesse caso, o resultado final será a inteligência musical, uma capacidade de inspirar os outros e a si mesma com a beleza das composições originais, interpretadas com precisão e paixão.

Os mais elevados potenciais de casa uma das inteligências, como uma capacidade incomum para a matemática ou uma agilidade física acima da média, podem nos ser impostos antes de sairmos do ventre materno. Pessoas com capacidade inata para se tornarem físicos no nível de Albert Einstein ou Stephen Hawking são raros. No entanto, mesmo os mais talentosos devem estudar e aprender seu ofício. Os atletas precisam converter seu corpo num veículo bem ajustado se desejam que seus dons naturais de força, agilidade ou velocidade se desenvolvam. E, no entanto, o treinamento por si só não é suficiente. Você ou eu poderíamos realizar exatamente as mesmas rotinas de treino que Michael Jordan ou outro atleta incrível, todos os dias, e mesmo assim não seríamos capazes de atingir o nível de inteligência física desses atletas.

Exemplos como esses, que envolvem dons e potenciais incomuns, são úteis para entendermos como a natureza e a criação se combinam para criar uma determinada inteligência. A maioria de nós, no entanto, não se preocupa tanto em saber se desenvolveremos algum potencial inato para nos tornarmos o próximo Einstein. Estamos mais interessados em descobrir como podemos nos tornar mais eficazes, produtivos e felizes no trabalho e em nossos relacionamentos. A menos que você queira ser piloto ou arquiteto, a inteligência espacial pode não estar no topo da sua lista de preocupações. A menos que você acalente sonhos de tocar no Carnegie Hall, sua inteligência musical pode não ser algo em que você pense muito. Mas eu tenho certeza de que você se pega pensando em coisas como: Como posso cuidar melhor de mim mesmo para ficar doente com menos frequência? Como posso aprender a pensar com mais clareza e sensatez sobre os prós e contras das minhas decisões? Como posso melhorar meu relacionamento com meu cônjuge, meu chefe ou minha equipe de trabalho? Como posso fazer escolhas mais sábias e ficar mais atento ao impacto potencial das minhas ações sobre os outros?

Questões como essas, que intrigam a maioria de nós em diferentes momentos da vida, relacionam-se com o que identifiquei como as quatro inteligências-chave, que são essenciais para vivermos uma vida bem-sucedida, feliz e cheia de significado. Teóricos como Gardner podem se sentar e refletir sobre se existem sete ou oito ou nove inteligências, mas para a maioria de nós a preocupação com quatro dessas inteligências já é mais do que o suficiente. As principais inteligências são: a Inteligência Física (QF), a Inteligência Cognitiva (QI), a Inteligência Emocional (QE) e a Inteligência Espiritual (QS). Este livro enfoca a menos compreendida das quatro: a inteligência espiritual. Mas antes que nos aventuremos nesse terreno pouco cartografado, é fundamental ter uma compreensão básica das outras três inteligências-chave e entender como todas as quatro trabalham juntas.

Essas quatro inteligências são relevantes para todos os seres humanos. Com exceção daqueles que sofrem de doenças raras, todos nós nascemos com a "fiação" básica para cada uma dessas inteligências. Por exemplo, no que diz respeito à inteligência emocional, a maioria de nós nasce com o circuito emocional já instalado. No curso natural dos eventos, desenvolvemos *reações* emocionais. No entanto, a natureza não vai cuidar de tudo. Temos que fazer um esforço para nutrir nossa inteligência emocional aprendendo habilidades que nos permitam gerenciar essas reações de forma responsável e eficaz. Nascemos com a "fiação" para as emoções, mas não nascemos emocionalmente inteligentes. No entanto, a menos que a pessoa sofra de algum transtorno psicobiológico grave, a inteligência emocional pode, sem dúvida, ser aprendida. Eu descobri que o mesmo vale para a inteligência espiritual. Sabemos disso porque já foi demonstrado que as intervenções para ensinar/treinar as habilidades das inteligências emocional e espiritual a indivíduos funcionam e, como ambas as inteligências estão fortemente correlacionadas com a idade, isso significa que elas tendem a aumentar à medida que a pessoa envelhece. Mas, mais uma vez, é preciso frisar que não há *garantias* quanto ao desenvolvimento das habilidades da inteligência emocional ou da inteligência espiritual, pois nem *todo mundo* melhora com a idade. Você já conheceu pessoas na casa dos 60 anos ou mais que *ainda* não têm um bom relacionamento interpessoal com ninguém? Eu suspeito que sim. Isso porque é preciso vontade, esforço e, às vezes, orientação para aprender essas habilidades. A maioria das pessoas têm capacidade para aprender essas habilidades; uma capacidade que aumenta com a idade, mas não é automática. A boa notícia é que podemos desenvolver nós mesmos essas habilidades e alcançar os resultados que nos importam.

À medida que você começar a considerar essas quatro inteligências e se compromete com o seu próprio desenvolvimento, é importante lembrar que não existe nenhuma quantidade fixa ou preestabelecida de qualquer inteligência que você "deva" ter. As inteligências física, cognitiva, emocional e espiritual precisam ser desenvolvidas no nível necessário para atender às demandas da *sua* vida e cumprir o seu desejo de crescer. O grau em que você pode decidir focar e desenvolver uma inteligência particular depende da(s) função(ões) que deseja executar e os resultados que quer alcançar. Você quer ser pai, mãe ou cuidador de crianças pequenas? Então vai precisar de muita paciência e habilidades de autocontrole emocional, assim como resistência física. Quer pilotar uma nave espacial? Melhor estar disposto a trabalhar longas horas nas áreas científicas (QI), desenvolver um excelente trabalho em equipe (QE e QS), e estar em ótimas condições físicas (QF). Quer administrar uma empresa multimilionária? É melhor você ter a resistência de um atleta corporativo, ser capaz de voar através de vários fusos horários, suportar a mudança e a falta de sono, e combinar isso com um alto grau de inteligência cognitiva, inteligência emocional e, sem dúvida, inteligência espiritual para ter sucesso.

Por fim, essas inteligências têm relações interessantes entre si. Você pode pensar nelas como sendo independentes ou interconectadas. O modelo independente se assemelha com a Figura 2.1:

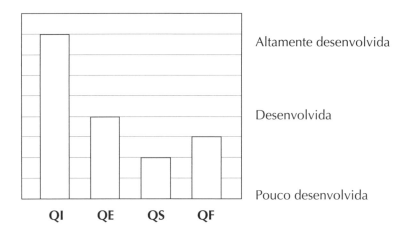

Figura 2.1   Modelo das linhas paralelas.

Nesse modelo, as linhas de inteligência se desenvolvem de maneira bastante independente. Você pode ser altamente desenvolvido em uma ou duas inteligências, e pouco desenvolvido ou medianamente desenvolvimento nas demais.

O modelo interconectado mais simples pode ser representado na forma de pirâmide, semelhante à Hierarquia das Necessidades de Maslow.

Inteligência Física (QF)

A base da pirâmide, a nossa inteligência física (QF), precisa ser forte para sustentar o "peso" dos níveis acima. Embora muitas pessoas não lhe deem muito valor, a inteligência física é fundamental. Quando não cuidamos do nosso corpo, todo o resto sofre. Eu defino inteligência física simplesmente como "consciência corporal e uso habilidoso".

Você pode pensar no modelo piramidal (Figura 2.2) como uma representação excessivamente simplificada da sequência de desenvolvimento pela qual essas inteligências surgem. A inteligência física aparece primeiro no ciclo de vida, quando nos esforçamos para controlar o corpo físico. Por exemplo eu observei nosso neto aprendendo a rolar e agora ele está aprendendo a engatinhar. Que quantidade surpreendente de esforço é preciso para aprender a controlar nosso corpo humano! A inteligência física é a primeira das quatro inteligências e, como as demais, temos que dedicar muito tempo para desenvolvê-la, mas é também interessante notar que ela se torna um foco importante numa etapa posterior da vida. À medida que passamos da meia-idade, ser fisicamente inteligente significa lembrar de cuidar adequadamente de nosso corpo, desde a alimentação, até os exercícios físicos, dormir bem e procurar cuidados médicos preventivos. Nessa etapa posterior da vida, é possível sentir a natureza fundamental da inteligência física de maneiras que podemos não estar tão conscientes quando somos adolescentes ou temos 20 e poucos anos.

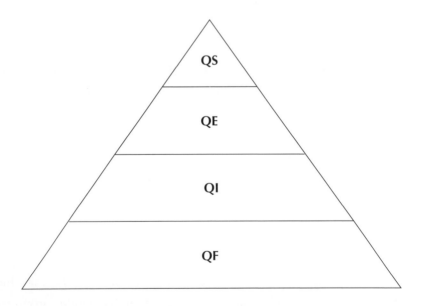

Figura 2.2   Modelo piramidal.

Se a inteligência física não for suficientemente desenvolvida e mantida, qualquer tentativa de desenvolver as outras inteligências ficará atrofiada. Como Maslow demonstrou em sua Hierarquia das Necessidades, as necessidades de nível inferior ("deficiência") geralmente precisam ser satisfeitas antes que o indivíduo possa se preocupar com algumas das necessidades de nível superior (ser). "Um homem faminto pode se render voluntariamente à sua necessidade de respeito próprio para permanecer vivo; mas, uma vez que ele seja capaz de obter alimento, abrigo e roupas, ele se tornará propenso a buscar necessidades mais elevadas".[6] O mesmo se aplica ao vermos o desenvolvimento humano através das lentes das inteligências múltiplas. Se sua inteligência física é subdesenvolvida, você não terá concentração ou energia para desenvolver ou usar as habilidades cognitivas, emocionais ou espirituais. Quando estamos exaustos, ou se nossos hormônios estão desequilibrados, ou nossos níveis de açúcar no sangue estiverem muito baixos, mesmo aqueles com QI, QE e QS elevados estão propensos a cometer erros de lógica, a praticar atos imprudentes e ver as coisas de um ponto de vista míope e egocêntrico. No entanto, se o seu corpo físico está em boas condições e recebendo o suporte necessário para funcionar de forma ideal, sua atenção fica livre para outros tipos de inteligência; assim como na infância, uma vez que dominamos a capacidade física básica de andar, podemos começar a desenvolver nossas outras inteligências, começando com a inteligência cognitiva.

Inteligência Cognitiva (QI)

Quando a criança em desenvolvimento está pronta para ir à escola, ele passa a enfocar o desenvolvimento da inteligência cognitiva (ou QI). Isso não quer dizer que a inteligência cognitiva não estivesse se desenvolvendo antes ou que a inteligência física tenha parado de se desenvolver. Mas o foco principal muda à medida que a criança aprende o pensamento lógico, as habilidades linguísticas e outras noções básicas de que ela precisa para viver numa complexa sociedade industrializada. A inteligência cognitiva é o tipo de inteligência com o qual estamos mais familiarizados e seu desenvolvimento é incentivado pelos nossos sistemas educacionais. Inicialmente, esse tipo de desenvolvimento é focado nas capacidades matemáticas e linguísticas e nas habilidades técnicas básicas. Em etapas posteriores da vida, essa inteligência continua a se desenvolver e inclui a importante conquista de níveis mais elevados de complexidade cognitiva, como a capacidade de considerar muitas perspectivas simultaneamente. Por exemplo, num ambiente de negócios é essa capacidade que permite que um líder de consciência elevada considere o impacto das suas decisões sobre todos os acionistas, bem como nos sistemas culturais, econômicos e outros em que ele e seu negócio estão inseridos. Na Psicologia, isso às vezes é explicado como uma capacidade para pensar de modo "sistêmico" e "metassistêmico". O desenvolvimento desse nível mais elevado de complexidade cognitiva parece estar vinculado ao desenvolvimento da inteligência emocional e da inteligência espiritual.

Inteligência Emocional (QE)

Quando saímos da idade escolar, entramos no domínio do desenvolvimento comportamental significativo da inteligência emocional. Como nos casos anteriores, a inteligência emocional vai se desenvolvendo o tempo todo, mas agora nosso cérebro físico passou por uma mudança real. Os cientistas descobriram que o cérebro humano não termina de se desenvolver até a idade de 22 a 25 anos. E a capacidade total da inteligência emocional depende da sobrecarga final de desenvolvimento nos lobos pré-frontais do neocórtex. Isso começa por volta dos 11 anos e termina entre as idades de 22 e 25. Nosso córtex pré-frontal atua como o "centro responsável pela tomada de decisão das atividades executivas" do cérebro, e ele nos permite usar nossas atividades cerebrais para "superar" nossos impulsos e medos primitivos, ativados pelas partes mais antigas do cérebro. Isso explica por que nossos anos de estudos universitários ou o nosso primeiro emprego são os momentos-chave da vida para o desenvolvimento das habilidades da inteligência emocional. É bom que esse córtex pré-frontal "esteja em funcionamento" durante esses anos, porque a vida fica muito mais complexa quando saímos da casa dos nossos pais e iniciamos nossa própria família e carreira profissional, época em que nos deparamos com a necessidade de negociar relacionamentos complexos, tanto pessoais como profissionais.

A inteligência emocional tem sido definida de várias maneiras, mas, em essência, ela está vinculada com nossas habilidades interpessoais, fundamentadas na autoconsciência emocional, na empatia e no autocontrole emocional. No meu próprio trabalho, adotei o modelo de inteligência emocional mais usado e testado, desenvolvido por Daniel Goleman e Richard Boyatzis. No entanto, eu aprendi sobre a inteligência emocional da maneira mais difícil, muito antes de ter ouvido falar do trabalho de Goleman ou mesmo de conhecer esse termo.

Quando comecei no meu primeiro emprego, descobri em pouco tempo que ser uma pessoa "estudada", ou ter um QI elevado, não é necessariamente o único ingrediente para uma pessoa ser bem-sucedida. Quando iniciei minha carreira, depois de me formar na Universidade de Duke (uma instituição de ensino que se orgulha de exigir muito dos seus alunos, do ponto de vista intelectual), eu era, como meus supervisores gentilmente me apontaram, muito inteligente e muito irritante. "Você trabalha duro, é realmente brilhante, mas precisa trabalhar suas habilidades interpessoais. Você é muito arrogante e insistente", foi basicamente o que me disseram, em palavras amáveis, mas firmes. Hoje em dia diríamos que me faltava "inteligência emocional". Eu tinha altos níveis de inteligência cognitiva, mas pouca inteligência emocional. Eu intimidava as pessoas com meu QI e não obtinha os resultados que desejava. Então eu comecei a me abrir, aos tropeços, para o mundo das habilidades interpessoais mais avançadas, começando pela autoconsciência emocional.

A história peculiar de como comecei a nomear minhas próprias emoções é ao mesmo tempo divertida e instrutiva. Devido a uma reviravolta que sofri na minha vida pessoal, comecei a fazer terapia, mais ou menos na mesma época em que eu recebi o *feedback* construtivo sobre o trabalho com as minhas habilidades interpessoais. A cada semana eu conversava com meu terapeuta sobre algo que estava acontecendo e ele me perguntava:

"Como você se sente sobre isso?". Na época eu achava estranha essa pergunta e respondia: "Bem, acho o seguinte...". Ele sorria para mim com paciência e continuava: "Eu não perguntei o que você *achou*. Eu perguntei o que você *sentiu*". "Eu realmente não tenho nenhum sentimento com relação a isso", eu dizia. Ele sorria novamente. Terminávamos a sessão e começávamos novamente na semana seguinte.

Isso pode parecer engraçado, mas eu conheço muitas pessoas que têm tanta dificuldade agora quanto eu tinha na época para detectar e nomear suas emoções. Eu cresci sendo uma fã da série original de *Jornada nas Estrelas*. Eu adorava o sr. Spock. Achava que os vulcanos tinham tudo organizado e que a lógica faria do mundo um lugar pacífico. Então desenvolvi meu QI e minhas habilidades de "pensamento", e não fiz esforço algum nas "habilidades sentimentais". Aprendi a ser educada e respeitosa, segundo a definição dos meus pais, mas reprimi minhas próprias emoções ao ponto de literalmente não ter consciência delas.

Por ser alguém que detestava ser reprovada num exame, não demorei para perceber que deveria fazer minha lição de casa antes de ver meu terapeuta novamente. Criei uma planilha de "palavras emocionais", colocando-as em ordem alfabética para encontrá-las com mais facilidade. Você pode pensar que estou brincando, mas não estou. Antes de cada sessão de terapia semanal, eu pensava nos acontecimentos da semana e tentava combiná-las com as palavras da lista, colocando nomes nas minhas emoções. Por fim, cheguei ao ponto em que podia dizer: "Esta situação me deixou com raiva" ou "esse acontecimento me deixou triste". Conforme fui melhorando, tornei-me capaz, embora não sem esforço, de nomear uma emoção minutos após a ocorrência da situação que a causava. Eu tinha que fazer uma pausa, limpar minha mente e procurar o melhor nome para o sentimento que descrevia a minha reação ao que tinha acabado de acontecer. Era como se eu estivesse derrubando uma parede em torno das minhas emoções, tijolo por tijolo. Foi um dia de muito orgulho quando meu terapeuta e eu percebemos que o intervalo de tempo entre o acontecimento ou a interação e a identificação do sentimento começou a diminuir. Ele brincava, dizendo que "um dia conseguiríamos identificar minhas emoções em tempo real". E, na realidade, isso um dia aconteceu. A sensação foi como um "pop!" dentro da minha cabeça. O último tijolo caiu. Eu conseguia nomear as minhas emoções à medida que elas surgiam e era capaz de identificar o que as estava provocando.

A ativação e o desenvolvimento desse novo "músculo emocional" me proporcionou um grande poder para me amar e me desenvolver. Um dos primeiros dons que resultaram da minha recém-descoberta autoconsciência foi o desenvolvimento da empatia. Foi constrangedor descobrir que eu estava provocando emoções negativas nos outros com meus comportamentos anteriores. Por fim, através da empatia e do trabalho interior, nasceu uma série de habilidades de comunicação bem calibradas. Por exemplo, eu conseguia me "controlar" melhor, sem reagir de modo desproporcional nem me afastar quando estava chateada. Aprendi a influenciar as pessoas, a orientá-las melhor e a ser uma boa companheira de equipe.

Ao mesmo tempo em que eu estava passando pelo "despertar da minha inteligência emocional", Daniel Goleman e muitos outros, sem que eu soubesse, estavam investigando essa mesma jornada de desenvolvimento em que eu estava e demonstrando sua importância crucial para a liderança pessoal e profissional. Em 1995, Goleman popularizou o termo "inteligência emocional" no livro que leva o mesmo nome e logo o apresentou ao mundo dos negócios num artigo publicado em 1998 na *Harvard Business Review*. Mesmo sendo menosprezado por alguns membros da comunidade científica, que o consideraram "ciência popular", o modelo de inteligência emocional criado por Daniel Goleman e Richard Boyatzis se tornou a abordagem à inteligência emocional mais utilizada no mundo dos negócios. Ao fundamentar as suas ideias (que não eram convencionais nos negócios dessa época) com uma sólida pesquisa em cerca de 200 companhias multinacionais, Goleman foi capaz de relatar "uma história convincente sobre a ligação entre o sucesso de uma empresa e a inteligência emocional dos seus líderes" e demonstrar que "as pessoas podem, se adotarem a abordagem correta, desenvolver sua inteligência emocional."[7]

Graças ao trabalho de Goleman, a inteligência emocional logo passou a fazer parte da terminologia cotidiana. Na verdade, o próprio Goleman mencionou ironicamente, em sua introdução à edição de décimo aniversário de seu *best-seller*, que a inteligência emocional como conceito havia chegado até às tirinhas cômicas de Dilbert, bem como em "anúncios pessoais em colunas de correio sentimental" e até em anúncios de xampu. Embora a corrente científica dominante continue debatendo a noção de inteligências múltiplas, a cultura popular já a abraçou com força. Parece que a cada duas semanas uma nova "inteligência" é descoberta numa prateleira solitária da livraria local, entre os títulos sobre inteligência empresarial, inteligência prática, inteligência relacional, inteligência social e inteligência financeira. Recebi, inclusive, pouco tempo atrás, um convite para um workshop sobre "inteligência teatral", no qual o aluno supostamente receberia ajuda para "descobrir o papel que nasceu para interpretar".

Apesar de toda a popularidade da ideia, no entanto, é interessante perceber que as visões limitadas de inteligência ainda persistem. David Brooks, colunista do *New York Times,* destacou esse fenômeno num ensaio perspicaz em resposta ao furor nacional que ocorreu em torno da publicação, em 2011, de *Battle Hymn of the Tiger Mother* [Grito de Guerra da Mãe Tigre], de Amy Chua. A escritora americana, com família originária das Filipinas, descreve com orgulho como ela criou suas duas filhas, proibindo que levassem amigos para brincar em casa, fazer festas do pijama, ver TV e jogar videogames, e insistindo para que praticassem de forma exaustiva seus instrumentos musicais e para que estudassem. Não surpreende que as filhas de Chua sejam estudantes destacadas e musicistas premiadas. Mas os americanos ficaram furiosos com suas táticas duras e autoritárias.

Numa coluna muito reflexiva, Brooks escreve: "Tenho o problema oposto com Chua. Eu acredito que ela está mimando demais as filhas. Ela as protege da maioria das atividades intelectualmente mais exigentes porque não compreende o que é difícil no nível cognitivo e o que não é". Ele explica que "praticar uma peça musical durante quatro horas requer concentração, mas não é nem de longe tão difícil, do ponto de vista cognitivo, quanto uma festa do pijama com meninas de 14 anos. Lidar com rivalidades entre colegas, negociar as dinâmicas de grupo, entender as normas sociais e vivenciar a distinção entre indivíduo e grupo são testes sociais que impõem exigências cognitivas muito maiores do que qualquer sessão de tutoria intensa ou uma aula na Universidade de Yale".[8]

Embora ele não use explicitamente o termo, o que Brooks está apontando é a diferença e a sinergia entre inteligência cognitiva e inteligência emocional. Brooks tem razão quando conclui que, "em alguns aspectos importantes, o refeitório da escola é mais exigente, do ponto de vista cognitivo, que a biblioteca". Em outras palavras, a inteligência emocional é uma série distinta e muito exigente de habilidades, que são necessárias para negociar com outros seres humanos nosso lugar no mundo. E desenvolver essas habilidades estimula o nosso crescimento cognitivo, em vez de impedi-lo.

O diagrama da página 60 ilustra as dezoito habilidades da inteligência emocional descritas por Daniel Goleman e Richard Boyatzis. Goleman destaca que três delas são fundamentos de especial importância para a construção de habilidades de relacionamento (em negrito no diagrama): autoconsciência emocional, empatia e autocontrole emocional.

A autoconsciência emocional é a habilidade que aprendi sozinha usando minha lista de "palavras emocionais": a capacidade de nomear nossas próprias emoções com precisão e de entender o que as desencadeou. É uma habilidade crucial porque, se não compreendermos nossas próprias emoções, é quase impossível compreender as emoções das outras pessoas e ter empatia por elas. Além disso, se não entendemos nossas próprias emoções e o que as desencadeia, é difícil exercer um autocontrole apropriado. A empatia (a capacidade de nos colocarmos no lugar do outro, do ponto de vista emocional) e o autocontrole emocional (a capacidade de fazer escolhas apropriadas diante de emoções fortes) são essenciais se quisermos nos relacionar de maneira efetiva com os outros seres humanos. Essas habilidades são importantes em nossa vida pessoal e profissional. Se não pudermos "sentir" o que sentem os outros, não poderemos prever as reações emocionais que os nossos colegas de trabalho, nossos funcionários, nossos clientes ou nossos acionistas podem ter em resposta às decisões que tomamos e deixaremos de levar em consideração informações relevantes.

Quadro de Competências Emocionais

AUTOCONSCIÊNCIA

- **Autoconsciência emocional**
- Autoavaliação precisa
- Autoconfiança

CONSCIÊNCIA SOCIAL

- **Empatia**
- Consciência organizacional
- Orientação para o serviço

AUTOGERENCIAMENTO

- **Autocontrole emocional**
- Transparência
- Adaptabilidade
- Orientação para resultados
- Iniciativa
- Otimismo

HABILIDADES SOCIAIS

- Desenvolvimento de pessoas
- Liderança inspiradora
- Poder de influência
- Catalizador de mudanças
- Gestão de conflitos
- Facilitação do desempenho de equipe

Figura 2.3 Os quatro quadrantes e as dezoito habilidades da inteligência emocional.

Quadro desenvolvido por Daniel Goleman e Richard Boyatzis.

A mídia está repleta de casos espetaculares de CEOs, como Rupert Murdoch, que caíram em desgraça por não ideia de como eram vistos pelos demais. Além disso, a autoconsciência emocional e a empatia são fundamentais quando começamos a trabalhar com a inteligência espiritual. E uma vez iniciado o desenvolvimento da nossa inteligência espiritual, ele pode acelerar o desenvolvimento da nossa inteligência cognitiva em campos intelectuais complexos e o desenvolvimento da nossa inteligência emocional, bem como da nossa capacidade de manter uma inteligência física saudável. A inteligência espiritual forma um círculo virtuoso de desenvolvimento com essas outras inteligências.

Inteligência Espiritual (QS)

A noção de inteligência espiritual é menos aceita e ainda mais difícil de definir do que a de inteligência emocional, mas está aos poucos se tornando cada vez mais comum na investigação científica e na discussão filosófica/psicológica e nos negócios. O autor Stephen Covey identificou a inteligência espiritual como um componente-chave da liderança. Muitas pessoas atribuem o termo a Danah Zohar, que introduziu a ideia em seu livro *ReWiring the Corporate Brain* e o desenvolveu com Ian Marshall em livros subsequentes, inclusive em *SQ: The Ultimate Intelligence*. Infelizmente, Zohar e Marshall definiram a inteligência espiritual como algo que "não pode ser quantificado",[9] e essa abordagem limitou sua utilidade como caminho de crescimento pessoal ou como instrumento de investigação ou para o desenvolvimento da liderança.

Como expliquei no capítulo anterior, eu defino a inteligência espiritual como "a capacidade de se comportar com sabedoria e compaixão, mantendo a paz interior e exterior, seja qual for a situação". Em termos de desenvolvimento, a inteligência espiritual tende a ser a última entre as quatro inteligências-chave. No meu próprio desenvolvimento e no meu trabalho com outras pessoas, descobri que isso ocorre dessa maneira porque o desenvolvimento da inteligência espiritual precisa ser precedido por um certo desenvolvimento da inteligência emocional (particularmente as habilidades da autoconsciência emocional e da empatia). Sem autoconsciência e capacidade de reflexão, o trabalho interior da inteligência espiritual não pode prosseguir. E sem empatia, não é possível desenvolver compaixão (que é uma habilidade de nível superior à empatia). O interessante é que a maioria das pessoas percebe, assim como eu, que o trabalho de desenvolvimento da inteligência espiritual, uma vez iniciado, parece acelerar e ampliar o desenvolvimento das habilidades da inteligência emocional, com o qual forma um círculo virtuoso em que um reforça o outro. Um pouco de inteligência emocional permite que a inteligência espiritual se inicie, o que amplia e promove o desenvolvimento da inteligência emocional, que por sua vez provoca um aumento da inteligência espiritual.

Howard Gardner optou por não incluir a inteligência espiritual entre suas inteligências devido ao desafio que implicava a codificação de dados científicos quantificáveis.[10] Posteriormente, Gardner sugeriu a viabilidade de uma "inteligência existencial",[11] que pesquisadores subsequentes tentaram vincular à espiritualidade. O próprio Gardner, no entanto, permanece cauteloso. "Me parece mais responsável manter essa área da espiritualidade mais próxima em 'espírito' de outras inteligências e depois [...] averiguar como se sai essa candidata à inteligência. Desse modo, acho melhor deixar de lado o termo espiritual, com suas conotações manifestas e problemáticas, e falar de uma inteligência que explora a natureza da existência em suas múltiplas apresentações. Assim, a preocupação explícita com questões espirituais ou religiosas seria uma variedade (muitas vezes a mais importante) da inteligência existencial."

A cautela de Gardner é compreensível. A religião e a espiritualidade podem ser temas delicados, carregados de definições vagas e muitas emoções. Muitos sugerem que qualquer coisa ligada a habilidades espirituais não pode ser medida por meios tradicionais, enquanto outros sustentam que, como a maioria dos construtos relacionados à maneira como pensamos e nos comportamos, certo grau de medição é possível. A meu ver, não só é possível, mas essencial, medir a inteligência espiritual. Em vez de me limitar a um subconjunto particular de preocupações existenciais mais amplas, passei a entender que a inteligência espiritual tem um papel fundamental em todas as nossas inteligências. Eu a vejo como uma *inteligência integradora*, um "arremate", que liga e amplia nossas capacidades racionais e emocionais. Como discutimos no capítulo anterior, a inteligência espiritual nos ajuda a ser mais conscientes de "quem está no volante", o que nos permite nos apropriar do nosso próprio crescimento em todas as suas múltiplas dimensões. Por esse motivo, concordo com Stephen Covey quando ele diz que "a inteligência espiritual é a mais central e fundamental de todas as inteligências, pois se torna a fonte de orientação para as outras".[12]

Capítulo Três

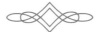

Medir o Imensurável

> "O experimento é um questionamento que a ciência faz à natureza e a medida é o registro da resposta que a natureza dá."
>
> — MAX PLANCK, autor de *Scientific Autobiography* (1949)

Quando se trata de assuntos do espírito, muitas pessoas os consideram imensuráveis por natureza. Assim, visto que este livro analisa um modelo que vê a inteligência espiritual como um "conjunto de habilidades" e eu me refiro constantemente aos resultados do instrumento que criei para medir essas habilidades, parece-me importante reservarmos um momento para discutir a tarefa delicada, desafiadora, controversa, e julgo também necessária e gratificante, de medir as questões do espírito.

O crescimento espiritual, como pode constatar qualquer pessoa que tenha pisado, nem que por um instante, nesse caminho consagrado pelo tempo, é um dos esforços mais gratificantes, mas também mais frustrantes. Existem tantos caminhos diferentes que parecem garantir soluções. [...] Tantos mestres espirituais que a princípio parecem ter as respostas, mas acabam por revelar que tem questões pessoais profundas ainda por resolver. Nós buscamos respostas fora de nós, em autoridades espirituais, em escrituras sagradas, em tudo o que consideramos que seja Deus ou o

Divino, mas não sabemos como fazer o nosso trabalho interior. O anseio e a inquietação que nos atraem para o caminho espiritual são um dos sentimentos mais preciosos que os seres humanos têm, porque são a nossa porta de entrada para o crescimento. Porém, também é muito comum que, depois de algum tempo nesse caminho, fiquemos entorpecidos pelo cinismo, pela confusão ou pela frustração e percamos o contato com esse anseio tão delicado.

Foi essa situação que me inspirou a criar a Avaliação da Inteligência Espiritual (SQ21), com a esperança e a intenção sincera de poder dar um passo adiante numa direção mais útil. Não afirmo que essa seja a resposta definitiva e final para como desenvolvemos nossas habilidades espirituais. Mas eu de fato acredito que seja um passo importante para capacitar os indivíduos a assumir mais responsabilidade pelo seu próprio crescimento espiritual. Ele nos ajuda a pensar de forma crítica sobre o que funciona e o que não funciona. Portanto, não existe incompatibilidade entre a espiritualidade e o pensamento crítico.

Precisamos de instrumentos que nos ajudem a observar e analisar com mais precisão. E isso nos leva à questão da medição e à possibilidade de encontrar uma abordagem mais sistemática para descobrir o que nos torna mais inteligentes no nível espiritual. Quase todos os grandes santos, sábios e videntes do passado sustentavam, assim como aponta o filósofo Ken Wilber, que o "Espírito", independentemente do nome que se dê a ele, "é na realidade inefável, impronunciável e está muito além das palavras, dos símbolos e da lógica".[13] Concordo com essa descrição. Quando falamos da fonte da vida (não importa que você a chame de a Base do Ser, Deus, o Tao, o Cosmos, ou alguma outra coisa), estamos falando de algo que está além das palavras e dos conceitos. Meditadores e praticantes da espiritualidade de todo o mundo asseguram ter encontrado um lugar de pura não dualidade ou unidade transcendental, onde não existe sequer um eu observador. Nesse estado não há palavras ou conceitos; existe apenas o que É. As palavras parecem restrições inadequadas nessa experiência, pois de algum modo são muito grosseiras, muito bruscas, muito limitadas. Medir essa "base do ser" seria uma desconexão absoluta, como tentar resolver um problema de física quântica com a habilidade de uma criança para contar blocos de plástico.

Quero garantir que a SQ21 não tenta quantificar nem medir o Espírito, segundo a definição anterior. No entanto, ela pergunta se você já teve uma experiência com a unidade transcendental. Cabe a você, porém, definir o que significa "unidade transcendental". De certo modo, você é o único que pode fazer isso. Portanto, embora eu jamais me atreva a empreender a tarefa impossível de "medir o Espírito", empreendi a tarefa realista de ajudar você a avaliar por si mesmo a sua experiência de conexão com a unidade transcendental, uma entre as 21 habilidades.

Como apontei no primeiro capítulo deste livro, também faço uma distinção entre espiritualidade e inteligência espiritual. Eu defino "espiritualidade" como a necessidade humana inata de estarmos conectados a algo maior do que nós mesmos, algo que consideramos divino ou de nobreza excepcional. Eu vejo a espiritualidade como uma motivação inata, uma necessidade humana superior, como Maslow demonstra no topo da sua pirâmide –, que emerge na consciência quando as condições são propícias. A inteligência espiritual é um conjunto de habilidades que desenvolvemos com o tempo e a prática. Quando eu falo sobre medição, estou me referindo à medição das habilidades específicas da inteligência emocional.

Um esclarecimento final: quando falo na medição da inteligência emocional, não estou me referindo a medidas biológicas, como o rastreamento de padrões de ondas cerebrais durante a meditação ou o estudo de hormônios específicos, liberados durante um instante de conexão com o divino. Embora sejam fascinantes as contribuições da neurociência para o estudo das experiências do Espírito, da nossa espiritualidade inata e da nossa inteligência espiritual, a SQ21 não é uma medição biológica. Sem dúvida eu acompanho esses estudos e posso assegurar que a neurociência endossa as ideias que aqui proponho. Por exemplo, no caso da inteligência emocional, sabemos que estão envolvidas duas partes fundamentais do cérebro: o sistema límbico (que inclui nossos sistemas de luta ou fuga) e o neocórtex. À medida que adquirimos inteligência emocional, começamos a controlar melhor o nosso sistema límbico por meio do neocórtex (principalmente o córtex pré-frontal), a parte do cérebro que se forma aos 11 anos de idade e se "configura" em sua totalidade por volta dos 22 a 25 anos. A inteligência espiritual exige ainda mais integração e orientação entre o neocórtex e o sistema límbico, assim como mais orientação por parte das nossas funções cerebrais superiores. Exige até mesmo que possamos ir além do controle das nossas reações. Na verdade, começamos a mudar a maneira como reagimos com intenção consciente e prática. As estratégias puramente científicas, no entanto, podem ir muito longe, quando se trata de eliminar todo o mistério e os milagres da dimensão espiritual da vida. Por isso eu não quero me inclinar para o lado da falácia materialista, nem quero aceitar a noção de que nada "espiritual" pode ser medido.

Acredito fortemente no poder da medição porque acredito no desenvolvimento. A inteligência espiritual, como discutimos anteriormente, não é algo com que nascemos. Ela precisa ser desenvolvida e, se queremos desenvolvê-la, precisamos ter alguma noção de qual é o nosso objetivo. Se você entrasse no seu carro e saísse da garagem sem ter noção de qual é o seu destino, sua ação não teria sentido nenhum. Conduzir a sua vida dessa maneira faz menos sentido ainda. Como disse o filósofo romano Sêneca: "Nenhum vento é favorável para quem não sabe para que porto navega".[14]

Quando criança, eu era escoteira. Agora sou empresária. O que ambos os contextos me ensinaram é que é essencial planejar para onde vamos e o que precisamos fazer para chegar lá e, em seguida, executar o plano com a ideia de que que poderemos nos deparar com dificuldades inesperadas e oportunidades surpreendentes. Por que consideramos menos importantes a nossa própria vida e sobretudo o nosso crescimento espiritual? Por acaso reservamos tempo suficiente para considerar de onde viemos, onde estamos agora e qual é o nosso objetivo final?

O poder da medição

"Se você não pode medir, não pode gerenciar", costumo dizer aos meus clientes, e isso não se aplica apenas aos negócios. Aqueles de nós que se esforçam para ser autores e guias autorrealizadores do nosso próprio desenvolvimento precisam ser capazes de "gerenciar o negócio" do nosso próprio crescimento. Não pretendo discordar daqueles que advertem que certos alguns assuntos espirituais são imensuráveis, pois existe um par de verdades simultâneas. Se não podemos descrever o objetivo ou nos guiarmos de alguma forma em direção a esse objetivo, é muito difícil progredir. Isso implica a necessidade de definir quais habilidades estamos tentando desenvolver em nossa busca de crescimento pessoal e avaliar nosso progresso. Ao mesmo tempo, precisamos considerar que essas medidas "são sempre parciais" e sermos humildes diante dos processos um tanto misteriosos do desenvolvimento humano.

A avaliação da inteligência espiritual pode parecer algo muito mecânico, mas isso não é motivo suficiente para abandonarmos o esforço de criar a melhor avaliação possível e depois continuar a aprimorá-la. Prefiro uma abordagem mais aberta: hipótese e teste. Minha hipótese: encontrar uma maneira de definir, avaliar e desenvolver habilidades espirituais é tanto possível quanto útil. Até o momento, muitos dos meus clientes estariam de acordo.

A ideia da SQ21 começou a germinar quando trabalhei na Exxon, enquanto refletia sobre o fato de que meu próprio trabalho espiritual estava exercendo um efeito muito positivo sobre a minha própria produtividade e eficácia e sobre aqueles com que eu estava trabalhando. Era frustrante para mim que, na cultura dos recursos humanos, eu não podia contar às pessoas sobre a "receita secreta" que estava se mostrando tão eficaz. Posteriormente, quando o livro *Inteligência Emocional* foi publicado, soube que, por fim, havia surgido um precedente para o que eu precisava fazer. Obtive um certificado na metodologia de Daniel Goleman e Richard Boyatzis e participei de um grande congresso sobre inteligência emocional com Daniel Goleman, Richard Boyatzis e muitos outros pesquisadores importantes. Enquanto eu assistia às várias apresentações e apreciava a racionalidade e o rigor com que o tema estava sendo tratado, pensei que alguém deveria fazer pela Inteligência Espiritual o que Boyatzis e Goleman estavam fazendo pela inteligência emocional.

Pedi demissão da Exxon no ano 2000 para buscar pesquisadores que estivessem fazendo esse trabalho, mas não consegui encontrá-los. As escolas de Teologia estudavam medidas da religiosidade. A Psicologia, por sua vez, parecia preferir estudar o otimismo, a resiliência e o gerenciamento do estresse, mas, justamente naquela época, eu queria permanecer longe da espiritualidade. As escolas de negócios não estavam fazendo esse estudo e grandes consultorias pareciam se assustar com o tema. Portanto, visto que nada estava sendo feito, eu finalmente me propus a fazer. Olhei no espelho um dia e perguntei a mim mesma: "Você realmente quer fazer isso?" e a resposta foi um "sim" definitivo e uma outra pergunta: "Vamos, ninguém sabe quem você é. O que tem a perder?".

A criação do instrumento de avaliação SQ21

Desde que tomei aquela decisão de criar um instrumento de avaliação, investi centenas de milhares de dólares e muito trabalho para criar e validar essa autoavaliação.[15] O processo básico que usei para criá-lo foi me fazer as mesmas perguntas discutidas anteriormente neste livro e muitas outras, entre elas: Quem são os líderes espirituais que as pessoas admiram? Quais são as qualidades que as pessoas admiram? Como essas qualidades se expressam nos seus comportamentos e habilidades?

No início, estabeleci algumas hipóteses: se essas são de fato habilidades, eu deveria ser capaz de descrever uma habilidade de um nível baixo (novato) e de um nível elevado (especialista). As habilidades de nível especializado deviam soar como habilidades que faria deles líderes espirituais. Essas habilidades, portanto, deviam ser descritas de uma forma neutra e amigável à fé. Esse modelo de inteligência espiritual, porém, não deveria entrar em conflito com a ciência e as habilidades deveriam poder ser ensinadas.

Também comecei com outra hipótese importante: as habilidades da inteligência espiritual se encaixariam em quatro quadrantes que refletiriam um "passo adiante" em relação às habilidades da inteligência emocional de Goleman e Boyatzis.[16] Comecei então desenhando quatro quadrados e vendo o que cabia em cada um deles. O mapa que desenhei é mostrado na Figura 3.1, ao lado dos quadrantes da inteligência emocional.

Tal como acontece com Goleman e Boyatzis, que consideram o quadrante inferior direito das "habilidades sociais" como resultado dos outros três, eu considerei o quadrante do "domínio social e da presença espiritual" como resultado do desenvolvimento das habilidades dos outros três quadrantes.

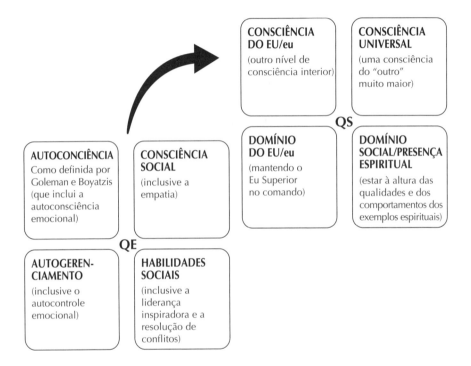

Figura 3.1 Relação entre a inteligência emocional e a inteligência espiritual.

A partir daí, preenchi os outros quadrantes examinando as habilidades que os modelos espirituais demonstravam como grupo. Aos poucos, cheguei às 21 habilidades, cada qual descrita do nível 1 ao nível 5 (níveis de iniciante à mestria). Criei um questionário para avaliar cada habilidade e contratei os serviços da Customer Value Systems, uma empresa de consultoria sediada em Houston, com muita experiência na criação de pesquisas e estatísticas, para ter certeza de que eu tinha criado perguntas claras e pertinentes para cada nível de habilidade (geralmente seguindo a escala de Likert), e de que todo o processo de avaliação tinha o rigor de um estudo de doutorado. Depois formei "grupos de discussão" com clientes que foram facilitados pela Costumer Value Systems. Nessas sessões, pedimos aos participantes, entre eles enfermeiros, capelães de hospitais treinados em situações interreligiosas e pessoas com diferentes cargos administrativos, para nos ajudar a esclarecer os termos, sinônimos e conceitos de um modo que funcionasse para pessoas de diferentes religiões e fosse aceitável no mundo corporativo, tão suscetível à diversidade. Com a ajuda da minha amiga, a dra. Judith Neal,[17] reuni um grupo de especialistas no assunto, formado por capacitadores e consultores que atuavam no campo incipiente da "espiritualidade no local de trabalho". Esse grupo de pessoas concordou em ser nosso "grupo piloto alfa". Elas fizeram a avaliação, um quadrante por vez, e me deram um *feedback* muito detalhado sobre a ordem dos níveis e a clareza da linguagem, assim como do processo de pontuação e dos relatórios. Esse grupo de praticantes entendeu meu objetivo de tentar ser neutra e amigável à fé, e de alcançar um padrão de respeitabilidade científica e psicométrica. Esses profissionais entenderam o que eu estava tentando fazer com respeito à inteligência espiritual e instintivamente reconheceram o valor dessas habilidades no trabalho e na vida, a partir de sua própria experiência pessoal e profissional.

Atualizamos a versão dos quatro quadrantes da SQ21, com base em todos as valiosas contribuições que recebemos, e executamos um piloto beta. Mais de quinhentas pessoas participaram e obtivemos cifras de confiabilidade interna extremamente altas e comentários positivos dos participantes. "O simples fato de fazer esta pesquisa já foi útil", uma mulher me disse. "Ela me fez pensar em coisas que eu não pensava há anos". Alguns me deram sugestões para melhorá-la. Por isso fizemos mais algumas mudanças.

Em 2004, apresentei o modelo da inteligência espiritual aos participantes do congresso da World Business Academy, em Santa Bárbara, Califórnia (EUA). Deepak Chopra estava na plateia e comentou que a avaliação "parecia muito completa e abrangia todas as yogas". Pedimos aos participantes da conferência que fizessem a SQ21 e nos dessem sua opinião, e mais de cem pessoas atenderam ao nosso pedido. Como eram todos empresários (visionários, mas que viviam no mundo real dos impactos financeiros), eu considerei que aquele era um teste realmente importante dos conceitos, da formulação das perguntas e da qualidade do relatório. O *feedback* foi muito positivo. Alguns pequenos ajustes foram sugeridos e implementados. Logo nós "fixamos" a versão 1.0 da SQ21, a primeira versão disponível no mercado.

A autoavaliação SQ21 resultante foi – e ainda é – um instrumento que disponibiliza aproximadamente 170 perguntas para medir as 21 habilidades. Cada uma delas tem uma pontuação de desenvolvimento que vai de zero (desenvolvimento ainda não iniciado) a cinco (maior nível medido) e, no relatório que as pessoas recebem depois de terem feito o teste, é informado o nível de desenvolvimento das habilidades com base nas respostas. Esse resultado é oferecido tanto como um dado numérico (zero a 5) quanto como um parágrafo descritivo sobre como esse nível de habilidade se manifesta no comportamento. Todos recebem uma sugestão quanto ao "próximo passo" de cada habilidade. Mesmo uma pessoa que obtenha uma pontuação 5 (nota máxima) no desenvolvimento das habilidades recebe a sugestão de um "próximo passo" para continuar crescendo ou para manter esse nível de desenvolvimento.

Desde 2004, pesquisas adicionais incluíram a validação de constructo e uma correlação cruzada com uma avaliação que mede as fases do desenvolvimento adulto. (Para mais detalhes sobre esses projetos de pesquisa e sobre o processo de criação e validação da SQ21, consulte o Apêndice.) A pesquisa continua. Melhorar a SQ21 e todo o domínio da inteligência espiritual é, e sempre será, um processo contínuo.

"O zero mais apreciado"

Quando se trata das pontuações reais da autoavaliação, muitas emoções podem estar em jogo. Mesmo aqueles que se mostram entusiasmados com a possibilidade de medição às vezes começam a sentir o oposto se suas pontuações apresentam números baixos. É importante lembrar que a razão pela qual estamos fazendo a medição não é nos julgar ou julgar as outras pessoas, mas nos permitir crescer, nos desenvolver e nos tornar mais plenamente quem somos. Se você não sabe onde você se encontra, como pode saber quais são os próximos passos para avançar em seu desenvolvimento?

O relato a seguir é uma história maravilhosa que ilustra como isso é importante. Uma mulher chamada Jane, membro da Igreja Unitária, participou de um dos programas que desenvolvi junto com a liderança dessa igreja. Como parte do programa, ela se submeteu à SQ21. "Essa avaliação chamou minha atenção de uma maneira inesperada", ela me disse depois. Na seção "Compromisso com o Crescimento Espiritual", ela tinha obtido um zero. "Eu fiquei chocada", admitiu. "Ter boas notas e bons resultados em testes sempre foi importante para mim".

O relatório incluía uma breve explicação do que sua pontuação podia significar e sugestões para os próximos passos. Há duas perguntas que podem dar origem à pontuação zero nessa habilidade. A primeira está relacionada ao sistema de crenças no qual a pessoa foi criada. Essa foi a pergunta que levou Jane a tirar zero. Com base nisso, sugeri que ela se beneficiaria se procurasse se perdoar e curar seu passado, e que considerasse a possibilidade de entrar em contato com pessoas da igreja que frequentava na sua infância, uma comunidade espiritual que ela havia rejeitado, por sentir que era preconceituosa e intolerante com caminhos espirituais alternativos. "Essa é a última coisa que eu queria fazer", ela confessou. "No entanto, uma parte mais sábia de mim estava se abrindo, por isso deixei o Espírito saber que eu estava disposta – só não estava muito empolgada com isso".

Algum tempo se passou e, por fim, Jane se sentiu pronta para se aproximar, primeiro da professora de música da igreja e, depois do pastor. Seu primeiro encontro foi com a mulher que tinha lhe ensinado a cantar de forma harmônica. Jane "se recordou do amor que eu sentia naquela época, naquela igreja". Algumas semanas depois, Jane estava pronta para o grande desafio de procurar o seu antigo pastor e a esposa dele. "Eu estava tão ansiosa!", disse ela. "Não queria que me menosprezassem por ter seguido um caminho espiritual alternativo". Mas quando ela os viu atravessar a pé o estacionamento, "algo em mim mudou. Eu vi quem eram na realidade, agora versões grisalhas daquelas pessoas queridas que um dia tinham sido como uma família para mim. Eu corri para os braços do pastor e conversamos durante três horas, nos lembramos do passado, rimos e nos reconectamos com o amor em muitos níveis. Eu tinha esquecido o amor pelo fato de estar há tanto tempo concentrada na minha raiva e na minha dor". A história de Jane e a alegria na sua voz ao descrever seu reencontro me comoveram. E para mim foi profundamente gratificante quando ela reconheceu que tinha sido "o meu 'zero' em crescimento espiritual que abriu a porta e me preparou para ouvir o Espírito e reunir coragem para me comprometer a me abrir, com o tempo, para uma parte do meu passado que eu tinha temia. É verdade, eu precisava voltar, de certo modo, e permitir que a cura se iniciasse. Eu nem sabia que esse amor ainda estava vivo em mim".

Ouvi muitas histórias semelhantes ao longo dos anos. Às vezes, não existe nada melhor que a dura e indiscutível realidade de um número para nos impulsionar para a ação. Assim como uma pontuação baixa de uma prova na escola indica que precisamos estudar mais, uma pontuação baixa nesta avaliação pode chamar sua atenção para áreas que, assim como Jane, você pode estar evitando no nível inconsciente. Claro que a avaliação da inteligência espiritual apresenta um quadro muito mais delicado e complexo do que um exame de matemática, e pode exigir mais do que algumas horas de estudo para melhorar a pontuação. No entanto, eu já vi resultados suficientes para me convencer do seu valor. Além disso, assim que se aborda e se desenvolve uma parte mais fundamental de uma habilidade, as pontuações disparam com rapidez, chegando às vezes a 4 ou 5 na escala em que o máximo são 5 pontos.

Medidas que importam

Minha paixão pela medição não se limita à SQ21, pois eu estimulo as pessoas a desenvolver uma atitude mais destemida com relação à medição. Entre meus clientes corporativos eu sempre recomendo que meçam qualquer coisa que seja importante para eles. Peço a eles uma lista de todas as coisas com as quais se preocupam: seus objetivos e os problemas que eles estão tentando resolver, e juntos refletimos sobre como podemos medir o impacto do trabalho transformacional que estamos prestes a empreender nessas diferentes facetas do seu negócio. Quanto mais números pudermos colocar na mesa, melhor! É preciso ser destemido nesse tipo de medição, pois o impacto de trabalhar coisas aparentemente intangíveis, como a inteligência espiritual ou a inteligência emocional, deve se mostrar nos números tangíveis que afetam o desempenho financeiro de uma empresa. O mesmo ocorre no contexto pessoal. Se você está realmente crescendo como pessoa, deve observar o impacto nas áreas que lhe são importantes, como seus relacionamentos, seu bem-estar, sua carreira profissional. [...] Você precisa se comprometer a procurar resultados em todas as áreas em que tem a expectativa de ver um impacto.

Alguns anos atrás, empreendi uma iniciativa de dois anos num dos hospitais mais bem avaliados dos Estados Unidos. Fui contratada para realizar um alinhamento de valores, com o objetivo de fazer com que a cultura do hospital refletisse melhor os valores espirituais expressados em sua declaração de missão. Para acompanhar o progresso desse hospital, utilizamos uma avaliação de valores proposta por Richard Barrett.[18] No entanto, quando perguntei sobre as medidas que importavam para eles, a primeira coisa que surgiu foi a quantidade de vagas de enfermagem. Eles me explicaram que uma de suas maiores preocupações era o baixo número de enfermeiros. Havia uma demanda tão grande por esse tipo de profissional que, depois de alguns anos, os enfermeiros muitas vezes não hesitavam em pedir demissão quando um outro hospital lhes prometia um bônus na contratação ou um salário melhor. Em resultado, o hospital gastava muito dinheiro para preencher as vagas com contratados temporários, bem como no recrutamento. A satisfação dos pacientes também era uma prioridade para eles, pois a concorrência era acirrada entre os hospitais da região e eles precisavam ocupar aproximadamente dois mil leitos para cobrir os gastos e continuar salvando vidas.

Quando assinamos o contrato, nos propusemos a rastrear esses números e observar se o alinhamento de valores teria um impacto sobre essas áreas, que eram fundamentais para o sucesso do hospital. Calculamos o número de vagas de enfermagem, as somas gastas em contratações temporárias, as pontuações de satisfação dos pacientes e funcionários, ou seja, todas as cifras empresariais que eram importantes. Também monitoramos o alinhamento dos valores com a avaliação desses valores. Eu pessoalmente acreditava que o trabalho de alinhamento dos valores produziria uma melhora substancial em todas essas medidas. E isso aconteceu. Uma melhora substancial foi evidente nas pontuações de satisfação dos pacientes. Houve uma redução considerável no número de vagas de enfermagem, o número de leitos vagos diminuiu e os gastos de contratação caíram para zero, porque o quadro de funcionários estava completo. Em pouco tempo, eles entraram na lista da *Fortune* das "100 Melhores Empresas para se Trabalhar", e desde então ficaram entre os dez primeiros lugares. Eles provaram que existe uma relação direta entre o espiritual e o racional, entre o intangível e o tangível, entre o incomensurável e o mensurável.

À medida que você ler este livro e se concentrar mais na sua própria jornada de transformação num ser humano completo, eu o encorajo a começar a monitorar qualquer medida que seja importante para você. Talvez ela tenha relação com o seu bem-estar pessoal ou com a sua saúde ou talvez gire em torno de problemas de relacionamento, como a frequência com que você briga com seu cônjuge ou fica irritado com seus filhos. Talvez essas medidas estejam relacionadas à sua autoestima, com seu sucesso numa vocação escolhida ou com a sua eficiência no trabalho. Encare essas medidas com leveza, sabendo que vários fatores afetam cada situação, ação ou interação. Mas tenha confiança no fato de que sua inteligência espiritual é um fator fundamental que, se desenvolvido, terá um impacto claro e visível em todas as áreas importantes da sua vida. A medição é sua amiga. Meça sem medo e você será mais livre.

Parte Dois

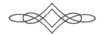

Quatro Quadrantes e 21 Habilidades

Os quatro quadrantes e as
21 habilidades da inteligência espiritual

QUADRANTE 1
Consciência do Eu/eu

1. Consciência da Própria Visão de Mundo
2. Consciência do Propósito de Vida
3. Consciência da Hierarquia de Valores
4. Complexidade do Pensamento Interior
5. Consciência do Ego/Eu Superior

QUADRANTE 2
Consciência Universal

6. Consciência da Interconexão da Vida
7. Consciência da Visão de Mundo das Outras Pessoas
8. Amplitude da Percepção do Tempo
9. Consciência das Limitações/Poder da Percepção Humana
10. Consciência das Leis Espirituais
11. Experiência da Unidade Transcendental

QUADRANTE 3
Domínio do Eu/eu

12. Compromisso com o Crescimento Espiritual
13. Manter o Eu Superior no Comando
14. Viver com Propósito e Valores
15. Sustentar a Fé
16. Buscar Orientação do Eu Superior

QUADRANTE 4
Domínio Social/ Presença Espiritual

17. Ser um Mestre/Mentor Sábio e Eficaz dos Princípios Espirituais
18. Ser um Líder/Agente de Mudança Sábio e Eficaz
19. Tomar Decisões Sábias e Cheias de Compaixão
20. Ser uma Presença Tranquilizadora e Benéfica
21. Estar Alinhado com os Altos e Baixos da Vida

Capítulo Quatro

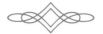

Conhece-te a Ti Mesmo
(Habilidades 1 a 5)

> "Põe os olhos em quem és, procurando conhecer-te a ti mesmo,
> que é o conhecimento mais difícil que se pode imaginar."
>
> – MIGUEL DE CERVANTES, *Dom Quixote*

Você gostaria de ver menos drama e egoísmo na sua casa, no seu local de trabalho ou nos seus relacionamentos?

Quando faço essa pergunta, ninguém diz: "Ah, eu adoro a montanha-russa que são os meus relacionamentos com as outras pessoas. Quero mais!". A maioria das pessoas apenas revira os olhos e diz: "Ah, Deus, sim!". É por isso que essa é a minha "resposta breve" quando as pessoas me perguntam: "Por que precisamos da inteligência espiritual?".

No cerne do meu modelo de inteligência espiritual (SQ21) está uma simples mudança. No capítulo de abertura, levantei a questão: "Quem está no comando da sua vida?". A inteligência espiritual permite que você deixe de ser conduzido pelo seu ego míope e mesquinho e passe a ser impulsionado pelo seu Eu Superior, de grande coração e pensamento progressista. Embora você possa não usar esses termos exatos, eu tenho certeza de que você tem alguma experiência em notar as diferentes partes de si mesmo. Provavelmente há uma parte de você da qual você não se orgulha muito, uma parte que pode ser egoísta, imatura, defensiva e desconfiada. Mas também há outra parte de você que às vezes o surpreende com sua sabedoria, bondade e altruísmo. A primeira eu chamo de "ego" e a segunda de "Eu Superior", ou às vezes eu apenas uso a palavra "eu" com letras minúsculas para designar o pequeno ego ou com letras maiúsculas para designar o Eu Superior. Você pode usar uma variedade de nomes para essas diferentes dimensões de si mesmo, mas vou compartilhar algumas sugestões mais adiante neste livro. No entanto, para começar, se você puder se relacionar com essa distinção simples, já deu o primeiro passo no caminho para a inteligência espiritual.

Como a mudança do aspecto do seu ser que chamamos de "ego" para o aspecto que chamamos de "Eu Superior" é central para a inteligência emocional, o primeiro dos Quatro Quadrantes se concentra em *conhecer profundamente a si mesmo*, assim como Aristóteles sugeriu. Saiba quem você é hoje e poderá escolher se esforçar para se converter em quem quer se tornar amanhã. Esse autoconhecimento é a base para se tornar a pessoa sábia, pacífica e cheia de compaixão que você tem a capacidade de ser.

E como conhecemos a nós mesmos em profundidade? O primeiro dos quatro Quadrantes da inteligência espiritual contém habilidades-chave para você entender a si mesmo, saber o que faz com que você seja como é, o que é mais importante para você e quais partes do seu ser precisam se desenvolver com destreza. A prática das habilidades desse quadrante irá ajudá-lo a ficar mais consciente da diferença entre o grande Eu e o pequeno eu. É por isso que eu o chamo de Consciência do Eu/eu. Esse quadrante contém cinco habilidades que se relacionam com aumentar seu autoconhecimento, sentir quando o ego está no comando, aprender a ouvir a voz do Eu Superior e esclarecer a sua intenção, missão e valores pessoais que refletem as melhores partes de si mesmo. Essas habilidades estão enumeradas a seguir.

Quadrante 1: Consciência do Eu/eu
Habilidade 1. Consciência da Própria Visão de Mundo
Habilidade 2. Consciência do Propósito de Vida
Habilidade 3. Consciência da Hierarquia de Valores

Habilidade 4. Complexidade do Pensamento Interior

Habilidade 5. Consciência do Ego/Eu Superior

Ao desenvolver o instrumento de avaliação SQ21, identifiquei uma série de níveis para cada uma dessas habilidades, que variam de 0 (habilidade sem desenvolvimento) a 5 (total domínio). Embora não haja espaço suficiente neste livro para descrever em detalhes todos os níveis dentro de cada habilidade, vou me esforçar para dar uma noção do alcance do desenvolvimento possível para cada um. Para ilustrar melhor a forma como o modelo funciona, vou escolher uma habilidade de cada quadrante para detalhar melhor.[19] Do Quadrante 1, vamos nos concentrar na Habilidade 5. Mas, primeiro, vamos examinar cada uma das outras habilidades relacionadas à Consciência do Eu/eu.

Habilidade 1: Consciência da Própria Visão de Mundo (Missão) – "Através de quais filtros eu vejo?"

A primeira habilidade do Quadrante 1 é Consciência da Própria Visão de Mundo. Mas o que é uma visão de mundo? É simplesmente a forma como vemos o mundo. A ênfase aqui está na palavra "visão", que por si só implica a coisa mais importante sobre essa habilidade: o reconhecimento de que o modo como você vê não é simplesmente "o modo como as coisas são", mas, sim, uma visão particular. O termo "visão de mundo" vem do termo alemão *weltanschauung*, composto pelas palavras "mundo" e "perspectiva". Ele é normalmente usado em referência à estrutura de crenças e ideias através das quais interpretamos o mundo ao nosso redor. Essas crenças e ideias são inevitavelmente moldadas pela cultura em que você cresceu, sua formação religiosa, sua etnia e muitos outros fatores.

As visões de mundo não se referem ao que você vê, mas ao modo como você vê. N.T. Wright, um acadêmico cristão, esclarece esse ponto quando diz: "[As visões de mundo] são como os alicerces de uma casa: indispensáveis, porém invisíveis. São aquilo *através* do qual uma sociedade ou um indivíduo normalmente vê, não propriamente o que vê".[20] Você pode pensar na visão de mundo como uma lente de contato, ou um filtro, que fica tão perto dos olhos que em geral não estamos conscientes da sua presença. Esse filtro funciona de duas maneiras simultaneamente. Em primeiro lugar, a visão de mundo *descarta* informações que não parecem relevantes para o modo como você encara o mundo. Se você tem uma visão de mundo religiosa, por exemplo, você pode estar inclinado a descartar informações que entram em conflito com suas crenças. Vemos um exemplo claro desse processo de filtragem num pequeno número de cristãos que desconsideram as evidências científicas da idade da Terra para que possam continuar a ver o mundo como uma obra de Deus criada literalmente (*versus* metaforicamente) em seis dias (segundo o relato bíblico, Deus descansou no sétimo dia).

Em segundo lugar, a visão de mundo filtra o que você permite que *entre* em sua consciência através de camadas interpretativas. Podemos revisar uma série de estudos científicos, mas só citar aqueles que estão de acordo com a nossa postura. Isso é uma espécie de desonestidade intelectual, embora na maioria das vezes (mas nem sempre) isso aconteça de maneira inconsciente. Se realmente valorizamos a verdade, precisamos lutar contra nossa tendência de excluir informações relevantes que não estão de acordo com as nossas crenças estabelecidas. Uma pessoa de elevada inteligência emocional conhece o suficiente a si mesma para ficar atenta a esse processo de filtragem interna. Ela sabe que todo mundo tem filtros e cada perspectiva é uma interpretação. Nas palavras de Ken Wilber: "O que nossa consciência nos entrega é definido em contextos culturais e muitos outros tipos de contexto que provocam uma interpretação e uma construção das nossas percepções antes mesmo de chegarem à nossa consciência. Então o que chamamos de real ou o que damos como certo é na verdade *construído,* é parte de uma visão de mundo".[21]

É possível que você esteja bem familiarizado com o conceito de visão de mundo, mas eu descobri que, para muitas pessoas, esse conceito pode ser novo e muito útil. Ver até que ponto uma visão de mundo está incutida em nós num nível inconsciente abriu a minha mente. Foi realmente um choque quando me dei conta de que o cérebro das outras pessoas podia processar as informações de forma diferente do meu. Os modelos de tipos de personalidade, como a classificação tipológica de Myers-Briggs,[22] podem ser úteis para entendermos isso. Nos termos da Myers-Briggs, sou uma introvertida com preferência pelo estilo intelectual. Isso significa que a minha forma de processar informações é introvertida e eu prefiro ver as coisas por meio da lógica. Gosto de ficar em silêncio e processar as informações minuciosamente antes de falar. Fiquei assombrada ao perceber que os extrovertidos pensam *expressando* seus pensamentos *em voz alta*. O que eu tendia a interpretar como "um cacarejar de ideias mal-acabadas que não passava de pura perda de tempo" eram na verdade diálogos essenciais para os extrovertidos em questão. Eles "processavam" suas ideias expressando-as em voz alta numa conversa. Minha arrogância foi presumir que o cérebro dessas pessoas funcionava como o meu. Evidentemente, só posso saber o que se passa dentro do meu próprio cérebro. Mas nunca me ocorreu, antes da minha capacitação, que havia outra maneira de se processar informações. Talvez você tenha feito o mesmo tipo de suposição. Eu descobri que, aos olhos dos extrovertidos, as pessoas introvertidas parecem retraídas, passivas, arrogantes ou pouco participativas. Jesus! No entanto, depois que todos aprendemos o modelo básico de Myers-Briggs, conseguimos nos comunicar sem o obstáculo dessa suposição equivocada sobre os outros. Essa é uma ilustração esclarecedora do poder que adquirimos ao observar as nossas próprias suposições e lentes.

Claro que, depois de percebermos que existem crenças, suposições e interpretações (ou visões de mundo) diferentes, somos capazes de fazer o experimento de ver através dos olhos das outras pessoas e desenvolver nossa inteligência espiritual dessa maneira. Mas nada disso pode começar até que reconheçamos o simples fato de que temos uma visão de mundo. A Habilidade 1 se trata dessa consciência. A consciência é fundamental; por isso que ela vem primeiro. É impossível sair da sua visão de mundo atual e avaliar sua utilidade se você não se der conta de que tem uma visão de mundo!

A consciência da própria visão de mundo é uma habilidade fundamental, mas é surpreendentemente fácil deixá-la passar despercebida.

Um exemplo que costumo usar para ilustrar a importância dessa habilidade envolve algo em que provavelmente você não pensa muito, se é que pensou um dia, mas que faz parte do nosso cotidiano. A que distância você fica de outra pessoa num ambiente social? Isso é o que se chama de "distância social" e é uma das regras tácitas, mas convencionais, que fazem parte da nossa visão de mundo e da visão de mundo de qualquer pessoa que compartilhe nossa bagagem cultural. Nos Estados Unidos, a distância social aceitável é de 45 a 60 centímetros de nariz a nariz (mais ou menos o comprimento de um braço). Preste atenção da próxima vez que estiver numa reunião de trabalho ou numa festa no escritório e você provavelmente vai perceber que a maioria das pessoas compartilha esse acordo inconsciente.

Agora imagine que você seja uma mulher norte-americana e que um novo funcionário acaba de chegar ao seu escritório. Ele acaba de ser transferido de uma cultura muito diferente, a brasileira, por exemplo, ou a italiana. Na recepção de boas-vindas realizada para apresentá-lo à equipe, ele se apresenta a você e fica muito perto, com o rosto a meros 15 a 20 centímetros do seu. É possível que você sinta um certo incômodo e dê um passo para trás sem nem pensar nisso. Também por hábito, ele dá um passo à frente, para reduzir o espaço entre vocês mais uma vez. Você pode se perguntar se ele estaria se insinuando para você ou se sentir intimidada ou até ofendida. Afrontada, você pode interromper a conversa. Mas o que você não sabe, neste exemplo, são dois detalhes muito importantes. Em primeiro lugar, você não está consciente do fato de que sua ideia de distância social aceitável não é uma regra absoluta e imutável, mas é só parte da sua visão de mundo particular. Sua percepção de que o novo funcionário está violando seu espaço é uma história inconsciente que você está contando para si mesma e que foi contada a você pela cultura da onde provém. Você sequer se dá conta de que seu novo colega de trabalho pode ter uma visão de mundo diferente da sua e ter uma ideia diferente do que é socialmente aceitável. Na verdade, na cultura dele, 15 a 20 centímetros é o mais normal. Ele não está tentando se insinuar nem quer intimidá-la; está apenas sendo amistoso. Mas seu afastamento o deixou confuso e ele começou a se preocupar com a possibilidade de não ser bem-vindo em seu novo local de trabalho. E você não é a única que recuou e interrompeu a conversa. Ele percebeu a mesma reação nos outros colegas durante toda a tarde. Embora você possa sentir raiva, ele sairá da reunião confuso e se sentindo rejeitado.

Em nosso mundo globalizado, a maioria de nós provavelmente já passou por esse tipo de mal-entendido cultural numa situação ou outra. O que esse exemplo ilustra é que o simples fato de ter consciência da sua própria visão de mundo, de entender que a sua perspectiva não representa simplesmente "o modo como as coisas são", e de contar com certo grau de objetividade com respeito aos seus próprios preconceitos e crenças culturais, pode criar o espaço necessário para evitar um mal-entendido como o descrito. Para ver uma diferença com respeito a essa habilidade, o ideal é desenvolvê-la em conjunto com a Habilidade 7: a Consciência da Visão de Mundo das Outras Pessoas (que descreveremos no Capítulo 5). Mas podemos começar apenas os tornando conscientes do nosso próprio ponto de vista. Percebi que é melhor praticar a introspecção sempre que fico irritada com alguém que conheço ou vejo na TV. Eu me pergunto: "Que interpretação estou fazendo? Que crenças e suposições estão causando essa interpretação?". Experimente fazer isso também e você pode se surpreender com o espaço que abre para os outros.

Para perceber sua visão de mundo é preciso uma certa introspecção corajosa, pois pode ser difícil ver nossas próprias suposições. Na SQ21, tracei o desenvolvimento dessa habilidade desde o nível mais básico, que implica ser capaz de descrever com eficácia seu próprio sistema de crenças, até os níveis mais avançados, nos quais você começa a reconhecer que sua visão de mundo não é a única legítima, assim como a apreciar sua importância e suas limitações, a ter mais humildade com relação às suas próprias crenças e, por último, a abrir um espaço livre de julgamentos, no qual você não impõe suas crenças aos outros.

A ciência das visões de mundo é fascinante, e os teóricos do desenvolvimento a estudam em grandes detalhes. Sem dúvida, uma maneira ampla e poderosa de entender a evolução da cultura humana desde o início da civilização é estudar a maneira pela qual nossas visões de mundo coletivas evoluíram.

Habilidade 2: Consciência do Propósito de Vida (Missão) – "Por que estou aqui?"

A segunda habilidade enfoca sua consciência do propósito da sua vida, da sua missão, da sua vocação, do seu chamado... seja qual for o termo que você prefira usar. Esclarecer a sua missão é central para o autoconhecimento; saber não apenas quem você é, mas por que você está aqui. Nas palavras de Marco Aurélio, filósofo e imperador romano do século II: "Tudo – um cavalo, uma videira – foi criado para cumprir uma função [...] Para que função você foi criado? O verdadeiro deleite do homem é fazer aquilo para o qual ele nasceu". Esse "verdadeiro deleite" é o que eu chamo de meu "cheque da felicidade", e é tão importante, se não mais, do que o salário que você recebe todo mês. Se estou ganhando meu salário em dinheiro, mas sou pobre quando se trata de felicidade, não estou vivendo uma vida espiritualmente inteligente.

De modo semelhante, Abraham Maslow escreveu no século XX que: "O músico deve fazer música, o artista deve pintar, o poeta deve escrever se quiser ficar em paz consigo mesmo. O homem deve ser aquilo que ele pode ser".[23] Maslow via a descoberta e o cumprimento do propósito de vida de alguém não apenas como uma fonte de prazer, mas como uma "necessidade", assim como a fome é uma necessidade. Ele chamou essa necessidade de "autorrealização", a qual "se refere ao desejo de plenitude pessoal, ou seja, a tendência do indivíduo de se tornar realmente seu potencial pessoal, ou seja, tornar-se tudo o que é capaz de ser". Outra citação que aprecio muito, do Evangelho de Tomé, adverte contra os perigos de não cumprirmos o nosso propósito: "Se produzirdes o que está dentro de vós, o que produzirdes salvar-vos-á. Se não produzirdes o que está dentro de vós, o que não produzirdes destruir-vos-á". Em outras palavras, os sonhos do que poderíamos ou deveríamos ter feito pode minar a alegria da vida e nos deixar cheios de arrependimentos quando envelhecermos.

A busca por uma vida cheia de propósito, embora possa ter dificuldades, pode nos trazer uma grande sensação de bem-estar no final da nossa vida. Eu, pessoalmente, quero poder dizer, no final da minha vida: "Foi uma vida feliz, em que servi aos meus entes queridos e ao mundo".

Inúmeros mestres, pesquisadores e pensadores escreveram sobre esse tema, deixando a todos uma vasta biblioteca de sabedoria contemporânea, consagrada pelo tempo. Portanto, não vou ocupar muito mais espaço abordando esse tema, exceto para dizer que, na SQ21, essa habilidade é dividida em níveis que começam com a simples aspiração de viver em sintonia com o seu próprio propósito e se desenvolver até chegar à capacidade de identificar seus próprios dons e talentos, descrever sua missão de vida, examinar suas escolhas e ações à luz dessa missão e, por fim, no nível mais elevado, manter uma convicção firme nessa missão, mesmo diante de grandes desafios.

Habilidade 3: Consciência da Hierarquia de Valores (Missão) – "Como escolher minhas prioridades?"

A terceira habilidade tem a ver com valores, por isso precisamos começar definindo esse termo. O que é um valor? Aqui está a definição que escolhi: um valor é algo que você sente que é importante o suficiente para fundamentar suas ações e decisões. O motivo pelo qual eu gosto dessa definição é que ela mostra que um valor é algo que norteia suas ações. Se você diz que valoriza sua saúde, mas não come bem ou não cuida do seu corpo, então esse não é um valor verdadeiro. Na melhor das hipóteses, é um valor a que você aspira. Por outro lado, os valores pelos quais se vive estão respaldados por escolhas e ações, e, se desejamos ver nossos valores, simplesmente precisamos observar as escolhas que fazemos e as ações que realizamos. A jornalista norte-americana Gloria Steinem descreve esse ponto de forma sucinta ao dizer: "Podemos dizer quais são os nossos valores examinando o canhoto do nosso talão de cheques". O ideal é que seus valores sejam escolhidos de maneira consciente, não apenas herdados daqueles que vieram antes de você. De início, nossos valores tendem a provir da nossa família de origem e, em um certo momento da vida, muitas vezes os rejeitamos para buscar nossos próprios valores, escolhidos de forma consciente. Mais tarde na vida, podemos adotar novamente os valores da nossa família ou cultura de origem, mas com mais consciência. Um valor que você tem de forma inconsciente, mesmo que possa colocá-lo em prática, não é um recurso pessoal tão forte quanto aquele que você escolheu. Quando as coisas ficam mais difíceis, são os valores que escolhemos, não os que recebemos passivamente, que vão nos sustentar, nos estabilizar e permitir que nos mantenhamos no curso.

A SQ21 rastreia o desenvolvimento dessa habilidade crítica. No seu nível mais básico, você simplesmente entende a importância de ter valores. Mas logo você desenvolve a capacidade de conhecer e articular seus valores com mais especificidade. Depois desenvolve uma capacidade de conectar esses valores com o seu Eu Superior, para ordená-los de acordo com uma hierarquia e alinhá-los com facilidade, mesmo que as consequências sejam difíceis de ver ou causem tristeza.

Para começar a esclarecer seus próprios valores, sugiro que você faça uma lista de tudo o que acha que valoriza, sem se importar em seguir uma ordem específica. Em seguida, revise sua lista e tente eliminar os valores que foram herdados de maneira inconsciente e que não têm nenhum significado pessoal para você. Procure terminar essa tarefa com uma lista de valores que sejam *seus*, que você tenha escolhido por vontade própria e sejam significativos para você. Com essa lista em mãos, escreva cada valor num cartão e veja se consegue classificá-los por ordem de importância.

Algumas pessoas resistem a essa sugestão de classificar ou priorizar seus valores, mas por que é necessário criar uma hierarquia? A resposta é que você tem que tomar decisões com frequência, decisões que exigem informações fundamentadas nos seus valores. A vida muitas vezes nos apresenta situações que fazem com que dois ou mais valores entrem em choque. Podem ser pequenas decisões, como se devo ir ao jogo de futebol do meu filho, mesmo que isso signifique cancelar uma reunião com aquele cliente importante com que estou tentando assinar um contrato há semanas. Ou podem ser grandes decisões, como se devo me casar com minha namorada, mesmo que ela não seja da minha religião e minha igreja e minha família a desaprovem. Qual valor se sobreporia ao outro?

Quando fiz este exercício pela primeira vez, eu resumi a minha lista em três valores: Deus, minha família e meu trabalho, nessa ordem de importância. Eu me dei conta de que Deus vinha antes da família, porque fiz um "experimento de pensamento". Imaginei uma situação em que eu tivesse que escolher entre seguir o chamado da minha alma e fazer minha família feliz. Percebi que, se não houvesse como fazer as duas coisas, eu teria que fazer escolhas e tomar decisões que claramente colocariam meu trabalho espiritual à frente das preferências da minha família. Eu tinha a convicção de que faria essa escolha mesmo que isso significasse me afastar de um ou mais membros da minha família.

Do mesmo modo, coloquei a minha família à frente do trabalho, porque, quando me perguntei se eu cancelaria um compromisso com o cliente se alguém da minha família realmente precisasse de mim, mesmo que isso significasse uma possível ruptura com esse cliente, a resposta foi sim, se a necessidade da minha família me parecesse significativa. Portanto, a família se sobrepunha ao trabalho.

Claro, não podemos ser muito simplistas com relação a esses assuntos, porque muitas vezes eles se mesclam entre si. Um pai poderia parecer colocar o trabalho sobre a família, perdendo os jogos de futebol do filho ou a apresentação de balé da filha. Mas ele poderia argumentar que a única razão pela qual ele trabalha até tarde com muita frequência é sustentar a família, para pagar as aulas de futebol e as aulas de balé. Leve em consideração essas nuances em sua própria situação, mas faça um esforço para classificar seus valores da melhor maneira possível. Nesses momentos em que você é obrigado a tomar uma decisão rápida entre duas coisas importantes para você, ter clareza sobre sua hierarquia de valores faz uma diferença enorme.

Acabei acrescentando um quarto valor aos meus "três principais": minha saúde. Eu me dei conta de que, se não cuidasse dela, eu poderia comprometer todas as outras coisas que me importavam, por isso representei a saúde como um círculo que abarcava os outros três: eu cuido de mim para cumprir meu propósito e cuidar da minha família e dos meus clientes.

Habilidade 4: Complexidade do Pensamento Interior (Missão) – "Sou capaz de enfrentar a complexidade da vida?"

A habilidade seguinte se denomina Complexidade do Pensamento Interior. Ela pode parecer mais próxima da inteligência cognitiva do que da inteligência espiritual, mas essa habilidade é bem diferente das habilidades lógicas e linguísticas, que por tradição são associadas à inteligência cognitiva. A Complexidade do Pensamento Interior apela para a nossa capacidade de perceber as nuances e complexidades. Por exemplo, o primeiro nível dessa habilidade inclui o reconhecimento de que "as regras são diretrizes, mas às vezes um princípio superior requer que eu quebre as regras". Pense em alguém como Mahatma Gandhi, um homem de princípios, um advogado que optou por violar a lei britânica para defender um princípio superior. Ele não infringiu a lei aleatoriamente, para obter uma gratificação própria egoísta. Ele meditou durante um longo tempo antes de decidir que havia um princípio mais importante em jogo e que ele estava disposto a ir para a prisão e enfrentar as consequências, inclusive a possibilidade de morrer nas mãos da polícia ou dos soldados, a fim de defender esse princípio. Na vida cotidiana, essa atitude nos pergunta se obedecemos cegamente às autoridades ou se respeitamos a lei, exceto quando um princípio superior exige o contrário.

Os níveis mais elevados de desenvolvimento dessa habilidade nos levam ao território em que começamos a desenvolver a capacidade de considerar múltiplos pontos de vista, ao tomar decisões e a entender que "certo" e "errado" não são questões simples. Os médicos, por exemplo, precisam dessa habilidade no dia a dia. Imagine que um paciente esteja sendo mantido vivo numa UTI por insistência da família, embora não haja esperança de recuperação. Como se concilia a ética de honrar a escolha da família com a ética de liberar esse leito para outro paciente que pode precisar dele de imediato? Agora imagine que sua filha adulta se infureça quando lhe dizem o que fazer, mas ela quer seguir uma carreira que exige recursos físicos e financeiros. Você quer que ela escolha seu próprio caminho e também quer lhe proporcionar as advertências e orientações necessárias. Você quer apoiá-la, mas não dar carta branca para que faça tudo o que quiser. Como você faz isso?

À medida que progredimos rumo aos níveis mais elevados de desenvolvimento dessa habilidade, fomentamos a capacidade de reconhecer elementos da verdade em pontos de vista que estão em conflito, aceitando e até mesmo apreciando o paradoxo e o mistério, fatores centrais para o misticismo. Resistir à tensão entre opostos pode criar "terceiras opções" criativas, que levem todos os envolvidos a um novo nível.[24]

Habilidade 5: Consciência do Ego/Eu Superior (Missão) – "Quem está no comando da minha vida?"

Essa habilidade é a que enfocamos especificamente estas duas partes do eu: o ego e o Eu Superior.

Se não se sente confortável com os termos "ego" e "Eu Superior", você pode utilizar quaisquer termos que lhe pareçam mais autênticos. Por exemplo, o Eu Superior pode ser chamado de Sabedoria Interior, Eu Espiritual, Alma, Essência, Eu Eterno, *Atman*, natureza búdica, divindade interior, Tao interior e assim por diante. O ego também pode ser chamado de pequeno eu, o eu da personalidade, o eu temporário, o eu limitado ou o eu inferior. Quaisquer que sejam os nomes que prefira usar, convém que você seja capaz de identificar essas duas partes do seu eu. Todos nós sabemos por instinto como é o ego, independentemente do nome que lhe damos, e sabemos o efeito que ele tem em nossa capacidade de viver e trabalhar juntos de forma eficaz, harmoniosa e criativa. Todos sabemos o que é ter um amigo tão melindroso que todo mundo pisa em ovos quando está perto dele. Ou fazer parte de uma família com que simplesmente não sentimos nenhuma afinidade. Ou ter um colega de trabalho que é sempre do contra. E queiramos admitir ou não, sabemos que há uma parte de nós mesmos que às vezes nos coloca nesse tipo de problema. Esse aspecto nosso pode ser egoísta, imaturo, medroso e estar sempre na defensiva, o que provoca muitos dos problemas que temos quando tentamos colaborar com outras pessoas. Pode ter certeza de que, onde há drama, há dois ou mais egos interagindo.

Do mesmo modo, todos nós temos uma certa noção de existe uma parte melhor de nós mesmos. Trata-se do "Eu Superior" ou eu mais autêntico. Essa é a parte de você que é altruísta, amorosa e sábia. Eu gosto de dizer que, quando estou agindo de acordo com o meu Eu Superior, nada que eu faça me envergonha, mesmo que fosse impresso na primeira página de um jornal, pois eu estaria operando, segundo meu melhor entendimento, com a intenção de ser uma pessoa amorosa no mundo. Depois que concordamos que cada um de nós tem esses dois aspectos do eu, podemos compreender a prática básica de desenvolver a inteligência espiritual. A conclusão é que, se você quer ser mais inteligente no nível espiritual, precisa agir menos em função do seu ego e mais a partir do seu Eu Superior. E, para fazer essa mudança, primeiro você precisa aprender a identificar as "vozes" dessas duas partes diferentes de si mesmo. É disso que se trata a Habilidade 5.

A mudança de comportamento se inicia com o aumento da consciência do Eu/eu. A Habilidade 5, portanto, consiste em desviar sua atenção da voz do ego e voltá-la para a voz do seu Eu Superior. Na maioria de nós, a voz dominante dentro da nossa cabeça é a do ego. Pense por um instante: quando você está dirigindo para casa, depois do trabalho, às vezes inicia um diálogo consigo mesmo? A maioria das pessoas vai rir e admitir que sim. Uma parte de você provavelmente está frustrada, irritada ou impulsiva, enquanto outra voz mais sábia e calma tenta argumentar com seu eu inferior. Essa discussão consigo mesmo é uma experiência humana completamente normal. Na verdade, há todo um campo da Psicologia que enfoca o diálogo interior e incentiva as pessoas a interagirem com essas diferentes vozes. Do ponto de vista da inteligência espiritual, queremos observar duas vozes em particular: a voz do ego e a voz do Eu Superior.

Preciso fazer uma advertência antes de analisamos mais de perto essa habilidade, em particular. O ego é um conceito muito complexo e podemos facilmente nos perder em todo tipo de discussão sobre o que ele significa, seus aspectos positivos etc.

Nos textos das tradições espirituais, o ego é utilizado em referência ao nosso sentido separado de eu, como uma personalidade dentro de um corpo que, em última análise, vê a si mesmo como algo desconectado do resto da vida. As grandes tradições espirituais já falaram muito sobre esse "inimigo interior". Os sufis falam sobre o *nafs ammara*, o "ego tirânico", enquanto os cristãos nos advertem contra o pecado mortal do orgulho. Nos antigos ensinamentos vedânticos, encontramos referências à "serpente mortal", enquanto o judaísmo nos diz para sermos cautelosos com o *yetzer hará*, nossas más inclinações. Essas tradições nos oferecem caminhos e práticas para desenraizar e transcender esse eu inferior, e algumas chegam ao ponto de declarar guerra total contra o ego, declarando que ele deve ser morto ou destruído. Se essa linguagem parece muito severa ou antiquada para você, não se preocupe: essa não é a abordagem da inteligência espiritual.

Não estou defendendo a ideia de que o ego precisa ser eliminado, nem faço dele "o inimigo", pois ele é uma parte necessária de todos nós, que nos ajudou a evoluir até este ponto em que chegamos e contém muitas funções úteis e necessárias neste mundo. Os psicólogos contribuíram enormemente para corroborar com esse relato, ao mostrar que o ego é necessário para a integração do eu e nos ajuda a compreender como ele se desenvolveu ao longo do tempo. Em termos psicológicos, o eu egoico às vezes tem sinônimos como "personalidade", "quem eu penso que sou" ou "o senso de mim mesmo". E há toda uma realidade complexa em torno do desenvolvimento do ego que tem sido estudada e mapeada pelos psicólogos do desenvolvimento.[25]

Aqueles que argumentam que não devemos "demonizar" o ego têm razão, pois seria como demonizar nosso braço esquerdo. O ego é uma parte necessária de quem nós somos. No entanto, não devemos usar esses argumentos para ignorar o fato simples, mas às vezes incômodo, de que existe uma parte de nós que é – ao menos a princípio – imaturo, egoísta, medroso ou raivoso. A menos que façamos um trabalho profundo de crescimento pessoal, em geral nosso ego nos proporciona uma visão parcial e insatisfatória da vida. Precisamos amadurecê-lo e colocá-lo a serviço do nosso Eu Superior. Ao fazermos isso, estamos na realidade avançando para as fases mais elevadas do "desenvolvimento egoico". Portanto, esses sistemas – a psicologia do desenvolvimento do ego e a prática da inteligência espiritual – nos levam ao mesmo destino.

Para simplificar, eu gosto de pensar em nosso "ego" como nossa "identidade". Quem você pensa que é? Como você se descreve? Você se lembra, quando criança, que as pessoas costumavam perguntar: "Qual é a sua cor favorita?". Elas estavam ajudando você a ver que suas preferências podem ser diferentes das preferências das outras pessoas. Eu posso preferir azul enquanto você prefere amarelo. O que isso significa? Havia um "eu" chamado Cindy que tinha preferências. A escola nos ensinou em que éramos bons e em que não éramos. Talvez tenham lhe dito: "Você é muito bom em matemática", mas pode ser que também tenha ouvido: "Você não é tão bom em esportes". Nosso senso de quem somos e no que somos bons faz parte do processo de desenvolvimento do nosso ego. Existe alguém ali, um "eu" separado, uma pessoa com um nome, características e preferências. E aprendemos a defender esse eu. Eu me lembro de uma grande discussão na quinta série entre as crianças que achavam que os Beatles eram o melhor grupo musical e aquelas que defendiam a primeira *boy band* da história, os Monkees (sim, essa informação delata a minha idade!). Nesse processo de defender a minha preferência, eu também estava defendendo o meu senso de mim mesma e determinando que a maneira de ser ou fazer as coisas das outras pessoas "não era a minha". Desse modo, comecei, como todos nós, uma jornada saudável em direção à individuação, separando-me da minha família, escolhendo uma carreira e desenvolvendo um sentido primário de quem eu sou.

Vamos fazer uma pausa para admirar a beleza do processo da natureza. O fato de nos individualizarmos é assombroso por si só. Os teóricos do desenvolvimento afirmam que essa capacidade emergiu de forma relativamente recente na história da humanidade. Nossos ancestrais – e muitas pessoas em circunstâncias menos privilegiadas ao redor do mundo hoje – não se viam e nem experimentavam a si mesmos com o mesmo senso elevado de individualidade que agora temos. Quanto o mundo se beneficia da inovação e da criatividade que emerge dos primeiros períodos da nossa vida que são focados na independência! No entanto, esse ego imaturo rapidamente fica "pequeno demais". Ali pelos nossos 20 ou 30 anos de idade, normalmente temos essa sensação e precisamos aprender a cooperar com as outras pessoas, ouvi-las e derrubar as barreiras que nos separam delas. Ter razão o tempo todo é exaustivo. Por isso os passos seguintes para o ego implicam amadurecer, com a ajuda da inteligência emocional e espiritual, até chegarmos a um lugar onde somos capazes de acolher verdades maiores e perspectivas múltiplas. Nesse processo, descobrimos a necessidade de ouvir o Eu Superior.

Se olharmos para isso da perspectiva da ciência cerebral, podemos considerar que o ego (especialmente nos estágios pré-convencional e convencional)[26] se fundamenta no medo. Ou seja, ele está ligado a uma porção "mais primitiva" do cérebro, o sistema límbico, que contém o sistema de "luta ou fuga" e cuja função é nos manter a salvo. Na realidade, ele não está interessado em saber se somos felizes ou produtivos, porque o objetivo principal do ego é nos manter vivos e a salvo, e ele está sempre procurando o que está "errado" ou que representa uma ameaça em certas circunstâncias ou com outras pessoas. Essa forma de percepção fundamentada no medo ativa a liberação de altos níveis de hormônios relacionados ao medo, como a adrenalina e o cortisol. A ativação excessiva do medo nos rouba a alegria, bem como capacidades de liderança. Atualmente, existem muitas evidências que demonstram que, quando experimentamos uma ativação significativa do sistema límbico (quando somos movidos pelo medo), o fluxo sanguíneo do nosso corpo muda. O sangue é redirecionado para nossos sistemas de luta ou fuga – os pulmões, o coração e os músculos – e o sangue deixa de se concentrar nas "funções não essenciais" (aquelas que não são cruciais para lutar ou fugir), como a digestão, a reprodução e a função cerebral superior do neocórtex. Nós literalmente perdemos pontos de inteligência cognitiva quando estamos com medo. Provavelmente todos nós já tivemos momentos em que fomos dominados pelo medo e dissemos ou fizemos algo que "não tinha nada a ver conosco". No mundo do *coaching*, nós chamamos isso, em tom de brincadeira, de "momentos de limitação profissional", como nas ocasiões em que você se enfurece com o chefe em público ou desliga o telefone na cara do cliente mais importante da empresa. O mesmo ocorre no âmbito familiar. Muitas vezes perdemos a cabeça em grandes reuniões familiares, como festas de final de ano, formaturas, casamentos e funerais. Alguém diz a "coisa errada" que nos irrita e nós cortamos relações com essa pessoa (muitas vezes com consequências que duram anos, décadas ou pelo resto da vida).

O Eu Superior, por outro lado, é muito mais sábio do que o eu egoico e sua visão é muito mais ampla. O Eu Superior tem uma voz tranquilizadora e é capaz de observar com calma toda a loucura que nos cerca. Ele é capaz até de observar com serenidade o nosso próprio ego encenando "seus dramas" e sorrir com paciência. Tem uma perspectiva ampla, assim como a importante capacidade de compreender com facilidade as visões de mundo das outras pessoas, uma habilidade que discutiremos no capítulo a seguir. Preste atenção a essa voz em sua própria experiência e observe como ela é diferente da voz do seu ego, reativo e sempre na defensiva. Depois que formos capazes de reconhecer que temos múltiplas "vozes" ou perspectivas dentro de nós e que algumas delas nos levam a agir de maneiras que minam o nosso próprio crescimento e o dos outros, a jornada espiritual – e o desenvolvimento de outras habilidades da QS – pode começar de verdade. À medida que você desenvolve a Habilidade 5, não apenas essa distinção se torna mais clara, como a voz calma e sábia do Eu Superior passa a ser dominante

Como a Habilidade 5 é tão fundamental, vou descrevê-la em mais detalhes do que as outras, ao mesmo tempo em que ilustro o sistema de pontuação de cinco níveis usado em cada habilidade na avaliação SQ21. Os níveis da Habilidade 5 estão ilustrados no quadro a seguir.

1	Tenho um entendimento básico de que existe um ego e que o modo como ele reage às coisas é resultado das minhas experiências pessoais desde o nascimento, inclusive a influência da minha família e da minha cultura.
2	Sou capaz de observar o meu próprio ego em ação. Entendo que existe uma diferença entre os desejos do meu ego e do meu Eu Superior.
3	Sou capaz de reconhecer as situações e tipos de pessoas que fazem meu ego querer assumir o comando. Eu reconheço os sinais que meu corpo dá quando meu ego está ativado.
4	Sou capaz de ouvir consistentemente a voz do meu Eu Superior. Pode ser uma sensação corporal, ou uma experiência auditiva ou visual, ou uma combinação das duas. Posso não ouvir com frequência, mas sei quando isso acontece. Estou aprendendo a ouvi-lo. Eu entendo que meus pensamentos e crenças estão criando a raiva ou o medo que sinto.
5	A voz do meu Eu Superior é agora a principal voz que ouço. O ego está agora felizmente a serviço do Espírito. Já não sinto um "cabo de guerra" entre essas duas partes de mim.

Vamos agora dar uma olhada nos cinco estágios ou nos cinco níveis de desenvolvimento da habilidade da Consciência do Ego/Eu Superior.

O nível 1 de desenvolvimento da habilidade significa simplesmente que **tenho um entendimento básico de que existe um ego e que o modo como ele reage às coisas é resultado das minhas experiências pessoais desde o nascimento, inclusive a influência da minha família e da minha cultura.** Para atingir esse nível, não é preciso que você faça nada com respeito ao ego nem mude a maneira como se relaciona com ele. Você nem precisa ser capaz de vê-lo claramente ou reconhecer sua voz. Você simplesmente tem que reconhecer e compreender cognitivamente que ele existe. Não é um grande passo, mas é significativo. Muitas pessoas não estão dispostas a admitir esse simples fato, e, se você nem sequer admitir que tem um ego, nunca estará em posição de crescer e sair da sua esfera de influência.

O nível 2 de desenvolvimento se baseia no nível 1 e inclui um nível superior de autoconsciência. Agora eu não só admito que o ego existe, mas **sou capaz de observar o meu próprio ego em ação. Entendo que** existe uma diferença entre os desejos do meu ego e do meu Eu Superior. Esse é um passo significativo, pois é quando você é capaz de reconhecer a presença do ego não só na teoria, mas em você mesmo, e nota a diferença entre a voz dele e a do seu Eu Superior.

O nível 3 de desenvolvimento é mais um passo no qual você não apenas observa o ego em ação, mas também reconhece o padrão de causa e efeito que leva ao comportamento orientado pelo ego. **Sou capaz de reconhecer as situações e tipos de pessoas que fazem meu ego querer assumir o comando. Eu reconheço os sinais que meu corpo dá quando meu ego está ativado.** A importância desse nível é que sua consciência é ativada antes do fato e não depois dele, o que é, naturalmente, um passo decisivo para evitar padrões de comportamento e reações que você reconhece que são menos inteligentes no nível espiritual. No nível 3, você conhece seus próprios gatilhos. Você tem consciência, por exemplo, de que as questões relacionadas a dinheiro fazem com que seu ego suba à superfície. E você é capaz de ver que, quando o ego entra em ação, ele se expressa fisicamente, fazendo-o travar os maxilares, causando uma tensão no estômago ou uma sensação de tensão no pescoço. Preste atenção na próxima vez que sentir medo ou raiva. Observe como seu corpo reage a essas emoções. Os sintomas físicos são pistas importantes, bem como grandes ajudantes para aumentar a sua autoconsciência.

O nível 4 de desenvolvimento é uma fase em que **sou capaz de ouvir consistentemente a voz do meu Eu Superior. Pode ser uma sensação corporal, ou uma experiência auditiva ou visual, ou uma combinação das duas. Posso não ouvir com frequência, mas sei quando isso acontece. Estou aprendendo a ouvi-lo. Eu entendo que meus pensamentos e crenças estão criando a raiva ou o medo que sinto.** Esse é um nível elevado de desenvolvimento, que poucos de nós alcançamos. Mas se desenvolvermos os níveis inferiores dessa atitude, poderemos alcançar esse raro grau de autoconsciência. Muitas vezes as pessoas me perguntam: "Como eu sei que é a voz do meu Eu Superior e não a voz do meu ego?". Aprender a reconhecer essa diferença faz parte do processo de autoconsciência. Quando você chegar a esse ponto, não terá mais necessidade de perguntar.

Você conseguirá distinguir a diferença sem sombra de dúvida, mesmo que ouça a voz do seu Eu Superior apenas ocasionalmente. Talvez você o identifique por uma certa qualidade como a paz, um sentimento de vastidão ou de calma. Eu o percebo quase como uma textura diferente da experiência de ser eu mesma. Algumas pessoas experimentam seu Eu Superior como uma espécie de intuição, até mesmo como uma voz real dentro da cabeça, dizendo-lhes o que fazer em momentos críticos. Outras têm visões.

Não há uma maneira certa ou errada de vivenciar o seu Eu Superior, mas é importante prestar atenção até ter certeza de que é a voz dele que você está ouvindo. E assim você poderá aprender a ouvi-lo. Esse nível de desenvolvimento também muda nosso relacionamento com o ego. À medida que nos familiarizamos mais com o nosso Eu Superior, abrimos espaço para ver como nossos próprios pensamentos e crenças criam a raiva ou o medo que sentimos. Agora podemos entender que o ego serve a um propósito e que um de seus propósitos é nos manter seguros. Isso tudo está profundamente conectado com nossa composição biológica, nosso sistema límbico e o funcionamento do cérebro, como discutiremos num capítulo posterior. O ego cria suas histórias para cumprir seu propósito, mas, na realidade, não está preocupado com a nossa felicidade ou o nosso desenvolvimento espiritual. À medida que nos alinhamos mais com o Eu Superior, entendemos que temos a capacidade de interromper a história do ego. No entanto, não podemos interromper essa história se não temos clareza sobre como nossas crenças e pensamentos criam o medo ou raiva que sentimos.

O nível 5 de desenvolvimento é o ponto em que **a voz do meu Eu Superior é agora a principal voz que ouço. O ego está agora felizmente a serviço do Espírito. Já não sinto um "cabo de guerra" entre essas duas partes de mim.** Quando digo "a [voz] principal que ouço", o que isso significa é que o ego não está mais tentando afogá-lo. Nos primeiros estágios da vida, o ego é a voz dominante. Quando começamos nossa jornada espiritual, às vezes o ego fica ainda mais forte. Mas, se desenvolvermos nossa autoconsciência através dos níveis descrito aqui, ao chegarmos ao último, o ego já serenou e descobriu o melhor papel que pode desempenhar. Ele não quer ser destruído; quer ser importante. Portanto, se você está empenhado no seu desenvolvimento espiritual, mais cedo ou mais tarde seu ego vai descobrir que a melhor maneira de ser importante é estar a serviço do Eu Superior, porque você deixou muito claro que não vai ouvi-lo em nenhum outro contexto. Nesse nível, portanto, o ego encontra um novo propósito. Ele agora pode ser importante (algo que é gratificante para ele), pois está servindo a um propósito e missão mais elevados, com os quais está comprometido. A voz do Eu Superior é o capitão do time, se preferir vê-lo assim, e o ego é um jogador valioso da equipe. Desse modo, o cabo de guerra entre essas duas partes de mim chega ao fim.

Vamos voltar, por um instante, à metáfora da vida como um carro. O objetivo do desenvolvimento da inteligência emocional pode ser resumido como aquele ponto em que seu Eu Superior está dirigindo o carro e o ego é só o copiloto. É importante que o ego desempenhe esse papel, que ele não seja jogado para fora do carro ou trancado no porta-malas. Eu, pessoalmente, acredito que o ego seja um aspecto saudável e natural do indivíduo, como a teoria do desenvolvimento adulto nos mostrou. Nós precisamos do ego para sermos maduros e para que possamos navegar pelo mundo. Do ponto de vista teológico ou filosófico, você pode pensar no Eu Superior como a parte de você que está conectada ao que é universal e atemporal, como a parte de si mesmo que tem uma perspectiva ampla da vida, mas não entende os detalhes de como navegar pelas complexidades da existência cotidiana. Você precisa que o ego esteja presente e seja maduro para ajudá-lo interagir com outras pessoas encarnadas. Enquanto estivermos em nosso corpo, precisamos do nosso ego. Seu ego é capaz de detectar o que está acontecendo com outros egos à sua volta. Não ter um ego para servir de copiloto o deixaria dirigindo às cegas. Sem o ego, você seria bem-intencionado, mas não habilidoso. Para ser bem--intencionado e habilidoso, você precisa que essas duas partes do seu eu sejam boas parceiras. Essa parceria, entre o ego maduro e o Eu Superior, é onde nos leva todo esse desenvolvimento, e é também uma conquista significativa para qualquer ser humano. As habilidades do Quadrante 1 que discutimos neste capítulo estabelecem a base fundamental do autoconhecimento sobre a qual você pode desenvolver o domínio sobre si mesmo, necessário para alcançar o objetivo descrito.

Teste: Análise do seu desenvolvimento das habilidades do Quadrante 1

Para cada pergunta, conclua se o seu nível atual de desenvolvimento é baixo (b), médio (m) ou alto (A). Embora esta não seja uma autoavaliação válida, ela poderá lhe dar uma ideia de quais serão as suas prioridades com relação ao seu crescimento pessoal. (Para fazer a avaliação SQ21 completa, uma avaliação validada por pesquisas e projetada com discernimento, consulte o *site* www.deepchange.com.)

Habilidade	Questões para orientar você	B	M	A
1. Consciência da Própria Visão de Mundo	Você acha que é capaz de explicar para as outras pessoas os impactos da sua cultura, da sua educação e das suas suposições mentais sobre o modo como interpreta o mundo ao seu redor?			
2. Consciência do seu propósito de vida	Você acha que é capaz de explicar seu propósito de vida para as outras pessoas? Você continua concentrado nele de modo constante?			
3. Consciência da Hierarquia de Valores	Você é capaz de nomear e classificar seus 5 principais valores pessoais? Você os mantém em mente ao tomar decisões importantes?			
4. Complexidade do Pensamento Interior	Você consegue aceitar simultaneamente perspectivas conflitantes sobre a "coisa certa a fazer"? Você é capaz de tomar decisões diante da incerteza?			
5. Consciência do Ego/Eu Superior	Você consegue ouvir a voz do seu Eu Superior de forma constante?			

Capítulo Cinco

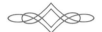

Conheça o Mundo
(Habilidades 6 a 11)

> "A compaixão se baseia numa consciência profunda da
> interdependência de todos [...] os seres vivos,
> que são partes uns dos outros e estão envolvidos entre si."
>
> – THOMAS MERTON, em um encontro monástico na Tailândia,
> em 10 de dezembro de 1968

No segundo dos quatro quadrantes do modelo SQ21, damos continuidade ao tema da consciência; só que agora vou pedir a você que levante os olhos da contemplação de si mesmo e volte sua atenção para o mundo ao seu redor. O que você vê? E como você vê? A inteligência espiritual consiste em aprender uma série de habilidades que possam ajudá-lo a navegar pelo mundo com mais sabedoria e compaixão. Antes que possa navegar pelo mundo, você precisa compreendê-lo. É isso que enfocam as habilidades nesse quadrante. Eu escolhi o termo "consciência universal" para abranger a amplitude das habilidades que esse quadrante inclui. Considere as seguintes perguntas: Até que ponto a sua perspectiva é ampla? Você é capaz de ver o mundo da perspectiva de outra pessoa ou de outra cultura? Quão longe sua imaginação pode ir para conceber a história do universo ou suas dimensões? Até que ponto você é consciente da interconexão da vida e dos princípios espirituais que subjazem a ela? Todas essas perguntas podem atuar como portais de acesso para a série de habilidades que eu chamo de "Consciência universal".

Como fiz com o primeiro quadrante, vou guiar você pelas habilidades que compõem o segundo quadrante e focar em profundidade uma habilidade em particular para ilustrar o sistema de pontuação de cinco níveis usado na SQ21. Entre as seis habilidades desse quadrante, considero a sétima, a "Consciência da Visão de Mundo das Outras Pessoas", a que traz benefício mais imediatos. Por esse motivo eu escolhi analisá-la com maior profundidade.

Quadrante 2: Consciência Universal

Habilidade 6. Consciência da Interconexão da Vida

Habilidade 7. Consciência da Visão de Mundo das Outras Pessoas

Habilidade 8. Amplitude da Percepção do Tempo

Habilidade 9. Consciência das Limitações/Poder da Percepção Humana

Habilidade 10. Consciência das Leis Espirituais

Habilidade 11. Experiência da Unidade Transcendental

Habilidade 6: Consciência da Interconexão da Vida

Albert Einstein escreveu uma carta para um amigo em luto na qual afirmava: "O ser humano faz parte de um todo a que chamamos de 'universo', uma parte limitada no tempo e no espaço. O universo experimenta a si mesmo, seus pensamentos e sentimentos, como algo separado do resto, como um tipo de ilusão óptica da sua consciência. O esforço para se libertar dessa ilusão é uma das questões da religião verdadeira".[27] O que Einstein expressa tão bem é uma verdade que cada vez mais pessoas reconhecem: o fato de não sermos ilhas isoladas, mas fios de uma vasta rede de interconexão. Martin Luther King Jr. dizia que "estamos presos a uma rede inevitável de mutualidade, entrelaçados numa única trama do destino".[28] O filme *A Felicidade Não se Compra*, na qual um anjo mostra a um empresário frustrado como seria o mundo se ele não existisse, capturou essa verdade numa história tão comovente que se tornou um clássico.

Essa mensagem, simples mas profunda, é uma das doutrinas principais de todas as grandes tradições de sabedoria e tem sido expressa de forma poderosa por místicos, poetas e filósofos durante milênios. Para os seres humanos do início do século XXI, a interconexão não é mais uma metáfora mística nem uma ideia romântica. É uma realidade que enfrentamos diariamente, em assuntos muito práticos.

Agora sabemos o que nossos ancestrais não foram capazes de constatar: que nossas simples escolhas cotidianas, como o tipo de carro que dirigimos, o modo como descartamos nosso lixo ou os produtos que compramos, afetam diretamente pessoas e lugares com que talvez nunca tenhamos contato. Podemos ligar a televisão e ver imagens de rios poluídos com sacolas plásticas, montanhas de lixo eletrônico na China ou trabalhadores em regime escravo em países em desenvolvimento que produzem mercadorias que nós compramos. Cada vez nos oferecem mais opções para sermos mais conscientes: comprar eticamente, reciclar, economizar energia. Tudo isso reflete uma consciência crescente da nossa interconexão uns com os outros, com toda a vida e com o planeta que é o nosso lar.

A ciência moderna é agora cada vez mais capaz de demonstrar o que os místicos sempre intuíram. A ecologia, uma disciplina relativamente nova, é uma das expressões científicas mais evidentes da interconexão da vida biológica. Outras ciências também fizeram avanços que não são tão fáceis de entender, mas cujas implicações são ainda mais extraordinárias. A física quântica, por exemplo, mostrou que fótons "gêmeos", quando separados, mantêm conexões não locais entre si, mesmo a longas distâncias. O experimento dos fótons gêmeos, realizado em 1997 pelo dr. Nicolas Gisin e seus colegas da Universidade de Genebra, demonstrou as misteriosas conexões de longo alcance entre eventos quânticos. Gisin enviou pares de fótons em direções opostas, para povoados ao norte e ao sul de Genebra, por meio de fibras ópticas como as utilizadas para transmitir chamadas telefônicas. Ao alcançar as extremidades dessas fibras, os fótons foram forçados a fazer escolhas aleatórias entre caminhos alternativos e igualmente possíveis. Os resultados demonstraram que os fótons pareados sempre tomavam as mesmas decisões, embora as leis da física clássica não fossem capazes de explicar essa coordenação/comunicação "não local". Muitas pessoas consideram esse tipo de "emaranhamento quântico" como uma prova da profunda interconexão da vida subjacente.

À margem da ciência, assim como no território cada vez mais povoado onde a ciência e a espiritualidade se encontram, todos os tipos de experimento buscam demonstrar o poder da oração, da intenção, da energia de cura e de outras forças intangíveis para afetar objetos físicos a grandes distâncias. Independentemente das especificidades, todos esses caminhos de investigação levam uma maior consciência e apreciação da interconexão múltipla da vida.

Essa consciência é uma das habilidades fundamentais da inteligência espiritual. Na verdade, Fritjof Capra, o aclamado físico e teórico de sistemas, define "consciência espiritual" como "a compreensão de estar imerso numa totalidade maior, numa completude cósmica, e de pertencer ao universo". Com essa consciência, é possível que se empreenda ações genuinamente sábias e cheias de compaixão, porque podemos ver a fundo o que estamos fazendo uns aos outros, assim como o que estamos fazendo a nós mesmos e ao nosso meio ambiente.

Na SQ21, começamos a medir o desenvolvimento dessa habilidade desde o nível mais básico, que envolve respeito pela vida humana e empatia pelos outros. Os níveis mais avançados implicam o respeito à vida orgânica e à vida animal, entendendo e sentindo a conexão com a terra como um ecossistema vivo e tomando decisões para adotar um estilo de vida sustentável. Os níveis mais elevados dessa habilidade se tornam mais desafiadores à medida que entramos num território que exige mais humildade e complexidade de pensamento, como descrito na Habilidade 4. Você consegue imaginar, por exemplo, que os sistemas naturais sejam complexos e até mesmo caóticos e que acontecimentos aparentemente destrutivos, como os incêndios florestais, talvez sejam, na verdade, essenciais para a saúde de um ecossistema? Mesmo aqueles que dedicam sua vida à proteção dos parques nacionais nem sempre alcançam esse nível de consciência, como evidenciam as áreas onde os incêndios foram suprimidos a ponto de se causar alterações no ecossistema natural, que dependia dos incêndios para eliminar a vegetação rasteira e permitir a germinação das sementes. Com frequência pensamos que compreendemos a interconexão da natureza, mas descobrimos que a coisa não é bem assim. Quem teria previsto que a reintrodução dos lobos no Parque Nacional de Yellowstone exerceria um impacto positivo nos álamos? Os lobos controlaram a população de alces, que comiam os brotos de álamo.[29] O estudo desse tipo de exemplo pode nos ajudar a desenvolver a humildade e a complexidade de pensamento em relação à interconexão de toda a vida.

Em seu nível mais elevado, a SQ21 pergunta se você acredita que o universo não é só um sistema interconectado, mas também inteligente. Você pode optar por chamar essa inteligência de Deus ou de algum outro nome ou pode não lhe atribuir nome algum e apenas considerá-lo "vida", mas não importa como o denomine, reconhecer essa interconectividade e a inteligência é a expressão mais elevada dessa habilidade fundamental.

Habilidade 7: Consciência da Visão de Mundo das Outras Pessoas

A Habilidade 7, como eu disse, talvez seja a mais importante deste quadrante. Ela está muito ligada à Habilidade 1, Consciência da Própria Visão de Mundo. Como observado anteriormente, a visão de mundo é uma estrutura de crenças e ideias por meio da qual interpretamos o mundo ao nosso redor. Essas crenças e ideias, por sua vez, foram moldadas pela cultura em que crescemos e que inclui nossa formação religiosa, nossa etnia e muitos outros fatores. Ela é a lente através da qual vemos o mundo. E depois que adquirimos a consciência básica da nossa própria visão de mundo, temos condições de entender e apreciar as visões de mundo das outras pessoas.

Como podemos aumentar nossa compreensão de outras visões de mundo? Uma das maneiras mais eficazes é a exposição a várias culturas. Um exemplo que eu gosto de usar para ilustrar que diferentes visões de mundo podem ser completamente diferentes são os rituais funerários. O sepultamento dos mortos é, de uma forma ou de outra, uma das características que definem a nossa espécie. As relíquias de antigos cemitérios são um dos primeiros sinais que os antropólogos usam para traçar a linha entre nossos ancestrais hominídeos e o surgimento de uma raça que poderia se denominar humana. Ainda assim, a maneira como enterramos nossos mortos ainda varia muito de cultura para cultura.

Quando um soldado norte-americano morre no estrangeiro, seus compatriotas fazem o possível para recuperar o corpo para lhe dar "um enterro apropriado", mesmo que tudo o que reste dele sejam os ossos e os dentes". Ainda estão procurando ossos de soldados no Vietnã. Na visão de mundo cristã tradicional, que é dominante nos Estados Unidos, não há um desfecho sem que haja um enterro adequado, o que geralmente significa que levamos o cadáver para uma funerária, onde drenam o sangue e preservam o corpo, o vestem com roupas elegantes e aplicam maquiagem, e depois ele é colocado num caixão que é depositado dentro de um sarcófago de concreto, depois coberto de terra e adornado com uma lápide de granito. Isso é o que se considera um "enterro apropriado". Desse modo, a família tem um lugar para ir falar com seus entes queridos e enfeitar seu túmulo com flores.

Agora vamos considerar outra perspectiva sobre o que poderia significar um "enterro apropriado" numa cultura diferente. No Budismo Tibetano, existe uma tradição chamada "enterro celestial". A primeira vez que ouvi a respeito desse costume, ele me pareceu surpreendente e sem dúvida me fez confrontar o preconceito de minha própria visão de mundo cultural. Nesse sistema budista eles acreditam que a essência de uma pessoa (que nós podemos chamar de "alma") não deixa o corpo imediatamente, por isso o enterro normalmente só acontece pelo menos três dias depois que a pessoa para de respirar e seu coração pare de bater. Às vezes a espera pode chegar a 49 dias, se a pessoa for um monge. No dia do sepultamento, o corpo é levado antes do nascer do sol a uma estupa, um local sagrado que contém uma relíquia. Existem certas estupas reservadas para enterros celestiais. O corpo fica nu e envolto em linho. Dentro da estupa, ao amanhecer, um monge corta o corpo em pedaços e o coloca nas prateleiras da estupa para que os abutres e outras aves de rapina o devorem. Os ossos, que são muito grandes para serem devorados por pássaros, são triturados, misturados com grãos e espalhados na terra. Os pássaros sabem o que está ocorrendo, por isso se aproximam, esperam pela refeição, e põe fim ao ritual muito rápido.

A primeira vez que li sobre essa prática, senti uma repulsa instintiva. Como viajo pelo mundo desde a infância, fiquei intrigada com a minha própria reação. Ao pensar melhor, me dei conta de que era simplesmente pelo fato de ter sido criada numa religião cristã ocidental. Ou seja, a visão de mundo cultural que eu tinha herdado. Na perspectiva do budista tibetano, é uma bela cerimônia. Eles consideram que a vida é um ciclo e acreditam que, depois que a essência da pessoa deixou o corpo, ela precisa retornar à natureza. Também é uma solução muito mais prática, pois a paisagem do Tibete consiste em terrenos muito rochosos, que dificultam o sepultamento na terra. Outra vantagem de oferecer o cadáver às aves de rapina é que os pássaros terão uma refeição naquele dia e assim não terão que caçar. Se você acredita em reencarnação, como os budistas tibetanos, sabe que qualquer rato dos campos pode ser a reencarnação de alguém que você uma vez amou. Portanto, ao alimentar as aves de rapina com seu corpo ou o corpo de um ente querido, você permite que aquela preciosa vida encarnada no rato viva mais um dia. Depois que entendi a visão de mundo que o criou, comecei a ver o enterro celestial como um ritual profundo e belo, cheio de humildade e apreço pela interconexão de toda a vida. Tentei imaginar o que os tibetanos pensariam do modo como a maioria dos cristãos enterra seus mortos no mundo ocidental. E imaginei que pareceria uma loucura, aos olhos deles, desperdiçar tanto material e todo aquele belo terreno e todo aquele dinheiro para impedir o corpo de seguir o ciclo da vida. A forma de enterro que cresci considerando "apropriada" pareceria totalmente antinatural aos olhos deles.

Adoro que meu mundo vire de cabeça para baixo sempre que encontro um exemplo como esse. Eu realmente acho muito divertido! Se você quer desafiar a sua visão de mundo estabelecida e aprender a compreender e apreciar as visões de mundo das outras pessoas, encontre exemplos que realmente o choquem. Essa contração ou repulsa é um sinal claro de que seus preconceitos culturais ocultos foram acionados. Procure ver o comportamento ou tradição "chocante" do ponto de vista das pessoas que vivem nessas culturas. Isso também vai aumentar sua compaixão pelos outros, bem como a sua autoconsciência, o que o leva a escolher sua própria visão de mundo mais livremente. Como você verá, as Habilidades 1 e 7 estão intimamente relacionadas e se desenvolvem em conjunto.

Vamos olhar mais de perto os cinco níveis pelos quais medimos essa habilidade na SQ21. Eles estão relacionados no quadro a seguir.

1.	Presto atenção a diferentes pontos de vista, mesmo quando se opõem ao meu.
2.	Busco oportunidades para conhecer e outros pontos de vista e aprender com eles.
3.	Compreendo o ponto de vista de outras pessoas e procuro entrar "em sintonia" com seus sentimentos, mesmo durante um conflito. Quero entender os pensamentos e os sentimentos delas.
4.	Sinto compaixão pelas esperanças e medos que todos nós compartilhamos, independentemente das nossas visões de mundo. Sou capaz de demonstrar às pessoas que entendo os sentimentos delas. Eu analisei várias visões de mundo e escolhi uma, a partir do qual vou agir.
5	Quando aprendo uma maneira melhor de ver as coisas, reviso minha própria visão de mundo. Através da compreensão compassiva, sou capaz de me ver dentro da visão de mundo de qualquer pessoa, inclusive assassinos e terroristas. As outras pessoas sentem que eu realmente entendo o ponto de vista delas.

O nível 1 afirma que **presto atenção a diferentes pontos de vista, mesmo quando se opõem ao meu**. Essa é uma habilidade bastante simples, mas nem por isso devemos lhe dar pouca importância. Será que realmente ouvimos perspectivas contrárias às nossas ou já as descartamos em nossa mente, fortalecendo nosso próprio ponto de vista? Da próxima vez que estiver num debate ou discussão, certifique-se de prestar atenção ao que os outros dizem.

O nível 2 afirma que **busco oportunidades para conhecer outros pontos de vista e aprender com eles.** Esse é um nível de engajamento mais ativo e intencional, que demonstra uma crescente consciência das limitações da sua própria visão de mundo e a importância de conhecer a visão de mundo das outras pessoas. Envolver-se com outras culturas, seja por exposição direta, se você tem a oportunidade de viajar, ou através da leitura e outros meios de comunicação, é uma ótima maneira de desenvolver essa habilidade.

O nível 3 afirma que **compreendo o ponto de vista de outras pessoas e procuro entrar "em sintonia" com seus sentimentos, mesmo durante um conflito. Quero entender os pensamentos e sentimentos delas.** Aprender a "entrar em sintonia" com os sentimentos das outras pessoas, bem como entender a maneira como elas veem o mundo nos ajuda a desenvolver tanto empatia quanto compaixão. Isso nos leva a um entendimento lógico e racional, que inclui o nosso coração. A empatia é a capacidade de sentir o que outra pessoa sente. A compaixão vai um passo além, pois, enquanto sente o que o outro sente, você não se perde nos sentimentos. Instruído pela sabedoria, você tem o desejo de aliviar o sofrimento dos outros com amor. Mesmo duas pessoas bem-intencionadas podem estrar em conflito quando estão tentando dar sentido a uma situação ou decidir qual a ação correta a empreender. O objetivo do nível 3 é ser capaz de estar aberto a outras visões de mundo e aos sentimentos das outras pessoas, mesmo durante o calor de um conflito.

O nível 4 representa um desenvolvimento avançado: **sinto compaixão pelas esperanças e medos que todos nós compartilhamos, independentemente das nossas visões de mundo. Sou capaz de demonstrar às pessoas que entendo os sentimentos delas. Eu analisei várias visões de mundo e escolhi uma, a partir do qual vou agir.** Uma vez que você desenvolve a capacidade de apreciar as visões de mundo das outras pessoas, ver nossa humanidade comum, além dessas diferenças culturais, implica dar um passo a mais. A parte final desse nível também é importante: agora que entende a multiplicidade de visões de mundo, você está em posição de escolher livremente a sua própria visão de mundo. Como discutimos com respeito aos valores, aqueles que são escolhidos com liberdade e consciência têm um poder muito maior do que aqueles que são herdados. Isso não significa que você tenha que abandonar a visão de mundo que seus pais e sua cultura conferiram a você, mas significa que você a examinou, questionou e acolheu-a livremente como sua.

O nível de desenvolvimento mais elevado dessa habilidade é o nível 5: **quando aprendo uma maneira melhor de ver as coisas, reviso minha própria visão de mundo. Por meio da compreensão compassiva, sou capaz de me ver dentro da visão de mundo de qualquer pessoa, inclusive assassinos e terroristas. As outras pessoas sentem que eu realmente entendo o ponto de vista delas.** Esse é um nível realmente difícil de alcançar. Como você pode se colocar dentro da visão de mundo de outra pessoa, sobretudo de alguém cujas ações você considera abomináveis ou incompreensíveis? Tudo começa com o entendimento de que, se uma pessoa fez aquelas coisas, todos nós poderíamos fazê-las se as circunstâncias fossem as mesmas. Se nós tivéssemos a mesma biologia, os mesmos problemas de saúde mental, a mesma família e a mesma cultura de origem, os mesmos estímulos ambientais que essa pessoa, qualquer um de nós poderia fazer qualquer coisa que essa pessoa tenha feito. Uma das maneiras de eu pensar sobre isso é imaginar que eu sou Madre Teresa e sou Hitler e tudo que existe entre os dois.

Claro que eu tenho livre-arbítrio, mas, em parte, isso é porque eu não sou um ser humano com poucos recursos. Levo uma vida bastante privilegiada, recebi instrução e tenho muitos recursos à minha disposição. Se eu tivesse nascido com os genes de Hitler, a mesma criação dele, seu provável transtorno de personalidade limítrofe e tivesse passado por todas as outras coisas que aconteceram com ele, eu poderia muito bem ter me tornado quem ele se tornou. É preciso uma humildade profunda para chegar a esse lugar onde você reconhece verdadeiramente: "Eu também poderia fazer isso". Esse não é um exercício muito agradável, mas encontro mais sabedoria na vontade de dizer "eu também poderia fazer isso" do que dizer "eu nunca faria isso". Afinal, qual parte de você diria: "eu nunca faria isso"?. É bem mais provável que seja o ego. Seu Eu Superior tem mais sabedoria e muito mais humildade.

Habilidade 8: Amplitude da Percepção do Tempo

A Habilidade 8, Amplitude da Percepção do Tempo, é algo que talvez jamais você tenha se dado conta. Qual a amplitude da sua perspectiva, do ponto de vista temporal? A capacidade de "pensar grande" é uma habilidade espiritual importante, porque, quanto maior o contexto no qual você observa sua própria vida, mais conscientes serão as suas ações e decisões. Se você pensar num exemplo extremo, isso vai se tornar muito óbvio: alguém que sofre de perda de memória não tem muita noção do tempo e continua fazendo as coisas repetidamente, mas como se fosse a primeira vez. Ela é incapaz de aprender com seu próprio passado ou apreciar o impacto que suas escolhas têm sobre o futuro. Ao examinar nosso passado, podemos ver como ele nos moldou. À medida que avançamos, podemos ver como nossos pais foram moldados pelos pais deles e pelas circunstâncias de vida da sua própria infância. Meu pai foi muito afetado pela Grande Depressão, porque o pai dele perdeu muito dinheiro nessa época. A mãe e o pai dele tinham que economizar para alimentar oito filhos. Durante a etapa posterior à Depressão e durante a Segunda Guerra Mundial, todas as crianças da família do pai dele tiveram que conseguir um emprego o mais rápido possível. Normalmente, isso significava que começavam a trabalhar com 6 anos. Nunca havia dinheiro suficiente para que meu pai se sentisse seguro. Isso mudou sua forma de ver o mundo e, consequentemente, mudou a mim também. Ao ver isso, adquiri sabedoria e compaixão por ele e por mim.

Para expandir esse conceito, também podemos ver que a cultura humana em geral e a nossa própria nação em particular foram moldadas pela história mundial. Podemos ver como as ideias são transmitidas através do tempo e sentir que temos a responsabilidade de deixar apenas o melhor de nós para as gerações futuras. Meu marido Bill e eu discutimos com frequência até que ponto os Estados Unidos afetaram a nossa vida no que diz respeito às questões de diversidade. Em 1979, nós dois começamos a trabalhar na Exxon, justo quando a ação afirmativa era relativamente recente e os diálogos sobre a libertação das mulheres estavam a todo vapor. Antes disso, uma minoria como Bill, ou uma mulher como eu provavelmente não teríamos sido vistos como candidatos em potencial para o cargo de gerente. Mulheres que trabalhavam fora depois de terem filhos ainda causavam controvérsia em alguns círculos. Piadas sexistas e racistas eram comuns. No curso da nossa vida, vimos tantas melhorias que hoje já é normal encontrarmos uma mulher ou uma pessoa não caucasiana ocupando cargos de gerência. Minha filha tem dificuldade para imaginar a discriminação que eu vivi quando tinha meus 20 anos. Passamos do assassinato de Martin Luther King Jr., em 1968, à eleição de um negro para presidente dos Estados Unidos, em 2008. Percorremos um longo caminho, mas ainda há muitas possibilidades de melhoria.

Vamos dar um exemplo mais geral. Considere o fato de que faz muito pouco tempo que a Ciência foi capaz de examinar a história do universo em retrospectiva até seu nascimento. Os seres humanos, mesmo de uma única geração atrás, não poderiam imaginar como era a vida num contexto de quatorze bilhões de anos, mas agora somos capazes de fazer isso. É realmente extraordinário! Agora podemos imaginar como uma explosão de gás quente deu origem às galáxias e aos planetas e por fim à vida orgânica. Contemplar a enormidade espaçotemporal do universo é algo que nos inspira e ao mesmo tempo nos leva a ser mais humildes. A humildade é um passo muito importante para derrubar o ego, que gosta de se ver como o centro do universo. Se minha vida é uma fração infinitesimal de um processo de quatorze bilhões de anos, iniciada com uma grande explosão, a perspectiva que tenho dos oitenta ou noventa anos que posso viver neste planeta fica bem diferente. Quando sinto que preciso ficar mais humilde, olho as fotos do telescópio Hubble e leio sobre a enormidade do espaço e do tempo. Não importa o que eu esteja enfrentando na minha vida pessoal, isso me coloca numa perspectiva diferente e, por um lado, passo a ver o quanto sou insignificante nesse contexto e, por outro, posso apreciar a grandeza e a beleza do processo evolutivo em sua totalidade. Essa habilidade me ajuda a manter o otimismo, ao reconhecer a trajetória evolutiva do universo. Me permite ser humilde e me torna menos propensa a levar a vida ou os erros muito a sério.

Para medir essa habilidade, começamos num nível muito básico de consciência da história individual, da própria vida e da vida dos nossos pais. Só então expandimos lentamente nossa visão e nos voltamos para a história humana, a história da Terra e do Cosmos. Nos níveis mais elevados, essa habilidade também leva em conta a capacidade de vivenciar variações em nossa percepção de tempo: momentos de atemporalidade transcendente, assim como nossa capacidade de projetar o impacto das nossas escolhas nas gerações futuras. Essa habilidade, portanto, requer complexidade de pensamento, porque é paradoxal: ela pede que você viva sua vida sabendo que suas escolhas em qualquer momento são muito importantes (podem ter impacto sobre os outros hoje e no futuro) e, ao mesmo tempo, que sua a vida é uma peça infinitamente diminuta de toda a história do universo.

Habilidade 9: Consciência das Limitações/Poder da Percepção Humana

A Habilidade 9, Consciência das Limitações/Poder da Percepção Humana, é outra habilidade muito importante que requer certa complexidade de pensamento. Nas palavras de Buda: "Onde há percepção, há engano". Gostamos de pensar, sobretudo nas primeiras etapas da nossa vida, que nossos cinco sentidos físicos nos dão um panorama preciso e completo da realidade. Compreender que há coisas que não somos capazes de perceber com os cinco sentidos é fundamental para termos humildade, o primeiro passo para o comportamento espiritual.

Quanto maior sua capacidade de apreciar que essa percepção tem falhas inerentes e entender que a sua percepção cria sua própria "realidade", mais provável é que você aja com sabedoria. Uma maneira simples de começar a pensar sobre essa habilidade é lembrar que, por exemplo, os cães podem ouvir sons que você não pode e os morcegos podem sentir objetos no escuro, enquanto você se chocaria com eles. Ou pense que inventamos máquinas de raios X para ver sob a pele do corpo e microscópios para ver bactérias e outros objetos pequenos demais para serem percebidos a olhos nus.

Os céticos diriam: "Só acredito vendo". No entanto, muitas vezes somos incapazes de ver aquilo que não esperamos ver. Na Psicologia, isso é chamado de fenômeno do "viés confirmatório". Em outras palavras, só vemos o que esperamos ver. Se não gostamos de um político, procuramos informações que confirmem nossa antipatia, não dados que refutem nossa hipótese de que suas políticas são falhas. Em meu trabalho, muitas vezes aconselho os clientes a procurar também informações contrárias. Ao definir seu objetivo (pensamentos) de se sentirem recompensados por encontrar dados que se oponham às suposições existentes, o cérebro fica mais disposto a "ver". Esse viés confirmatório desempenha um grande papel nas ilusões de ótica. Nós "vemos" com base em nossas suposições sobre como as coisas funcionam. Temos dificuldade para ver o que o não acreditamos ou esperamos ou queremos ver.

Isso leva a um problema sério. Às vezes proclamamos a verdade dizendo: "Eu vi com meus próprios olhos". No entanto, nossos olhos podem nos enganar. Se você observar os joguinhos de "ilusão de ótica"[30], poderá experimentar a desorientação que ocasiona a sensação de ver seus olhos "mentirem para você". Por que nosso cérebro está configurado dessa maneira? A ilusões de ótica ilustram os atalhos que a mente toma para avaliar ou "entender" algo com rapidez. É útil entender que o cérebro usa esses atalhos por uma boa razão. A Neuropsicologia demonstrou que o cérebro se adaptou à necessidade de produzir significado rapidamente e, portanto, ele conecta pontos e preenche lacunas que não estão necessariamente presentes. Essa é uma função extremamente útil, por que nos permite perceber rapidamente um padrão ou uma possível ameaça. Desse modo, podemos reagir com rapidez. No entanto, reações rápidas às vezes podem ser equivocadas. "Não acredite em tudo o que você pensa que vê" poderia ser uma boa filosofia de vida. Em outras palavras, tenha em mente que a realidade que o cérebro percebe é apenas parcialmente verdadeira. Ou como diz o *site* da rede de TV americana PBS: "Até uma pessoa com visão perfeita está sujeita a ilusões de ótica".[31]

Nos níveis mais elevados desta habilidade, você aprende a valorizar a intuição como uma fonte de conhecimento para ajudar a equilibrar o processo sensorial imperfeito. Você aprende a reconciliar esses sentidos intuitivos (que alguns podem chamar de percepção espiritual) com seus cinco sentidos físicos.

Habilidade 10: Consciência das Leis Espirituais

Para explicar a Habilidade 10, Consciência das Leis Espirituais, é importante primeiro explicar o que quero dizer com "leis espirituais". Essa linguagem pode fazer você se sentir desconfortável; se esse é o seu caso, você pode preferir um termo como "princípios universais" ou "princípios espirituais". Na realidade não importa quais palavras você escolha, mas, sim, o que elas estão nomeando. Esta habilidade é tanto um questionamento quanto uma consciência de como as coisas funcionam. Se você quiser desenvolver a inteligência espiritual, é importante ter uma mente questionadora, que tente compreender os mundos interior e exterior, assim como apreender a fundo o funcionamento das coisas.

É evidente que, nas ciências "puras", como a física newtoniana ou a química, temos maneiras de demonstrar os princípios universais. Podemos declarar com confiança que "as leis da química" ou "as leis da física" (embora mesmo nessas ciências a humildade seja necessária, pois novas descobertas constantemente aperfeiçoam ou mesmo superam as anteriores). Mas, quando se trata de ciências como a física quântica, fica cada vez mais difícil ter certeza de como as coisas funcionam. Porém, mesmo essa ciência relativamente esotérica é, até certo ponto, demonstrável, com o uso de matemática complexa e o trabalho com partículas e aceleradores subatômicos. Por mais misteriosas que pareçam, as leis da física quântica não deveriam ser simplificadas em demasia, para que possam ser equiparadas às leis espirituais. Nos círculos espirituais, há uma tendência para fazer afirmações como "a física quântica demonstra que *x*" ou "a física quântica valida *y*", as quais geralmente fazem referência à Ciência. Alguns paralelos interessantes podem existir entre esses domínios, mas esse é um terreno que não conheço bem, por isso que, ao falar de leis espirituais ou universais, não vou estabelecer nenhuma ligação com a física quântica.

Acredito muito no método científico e em aplicá-lo ao nosso mundo interior. É possível experimentar com nossos pensamentos e os resultados que eles geram (por exemplo, os estados emocionais). Podemos fazer o mesmo com os conselhos espirituais e ver se de fato melhoram a qualidade da nossa vida. Nesse sentido eu me apego a uma crença de Sidarta Gautama, do *Kalama Sutra,* relativa a usar o nosso próprio bom senso e adotar uma atitude mental experimental. Os estudiosos discutem sobre qual seria a tradução mais adequada, mas essa é a minha versão favorita e que uso como guia interior sobre o tema dos princípios ou das leis espirituais. Se você gostar, pode adotá-la também:

> Não acredite em nada simplesmente porque ouviu falar. Não acredite em nada simplesmente porque muitos falam sobre ela e correm rumores a respeito. Não acredite em nada simplesmente porque está escrito em livros de religião. Não acredite em nada só por respeito à autoridade dos seus professores e mestres. Não acredite nas tradições só porque elas foram transmitidas de geração em geração. Mas, se depois de observar e analisar, você achar que algo coincide com a razão e conduz ao bem e ao benefício de um e de todos, aceite isso e viva de acordo com seus princípios.

Eu, pessoalmente, defino as leis espirituais como regras, ensinamentos ou ideias espirituais que explicam a maneira correta de viver ou oferecer diretrizes sobre como alcançar a felicidade e a paz interior. As leis espirituais, como eu as entendo, entram no domínio da metafísica, que basicamente abarca coisas que estão além das leis da física como ela existe hoje; coisas que ainda não podemos medir ou explicar. E esse "ainda" é muito importante aqui, pois há muitas coisas que agora são estudadas pela física newtoniana que não eram explicáveis alguns milênios atrás, como as noções básicas de como interagem objetos de uma certa massa com diversas forças (em particular a aceleração, o atrito e a gravidade), para mover-se pelo espaço e pelo tempo. Esse entendimento nos permitiu desenvolver aviões, foguetes e naves espaciais que podem viajar até a Lua e voltar. Nossos ancestrais de apenas algumas centenas de anos atrás acreditariam que se tratava de feitiçaria. Do mesmo modo, as coisas que são consideradas "metafísicas" hoje podem se tornar um fato corriqueiro da Ciência em algum momento do futuro.

Entretanto, devemos fazer o melhor possível para criar mecanismos para medir e desenvolver essas dimensões intangíveis da vida, com as quais estamos de acordo. A SQ21 é parte da minha contribuição para essa empreitada. E a maneira como eu enfoco esse território muitas vezes confuso é criar duas categorias de princípios ou leis espirituais: princípios espirituais simples e princípios espirituais complexos. Os princípios espirituais simples tendem a estar mais focados no mundo exterior e ser orientados para a ação. Nessa categoria estão os ensinamentos, as regras ou os mandamentos éticos sobre o que devemos fazer no mundo. "Não matarás" seria um exemplo disso, assim como a Regra de Ouro, presente de formas diferentes em todas as principais tradições religiosas: "Trate os outros como gostaria de ser tratado". As ideias sobre justiça divina, karma e redenção também se enquadram nessa categoria. Os princípios espirituais complexos tendem a enfocar o mundo interior e são orientados para o ser. Eles tendem a nos ensinar como estar no mundo. "Viva o aqui e agora" é um desses princípios que muitas vezes se ouve. Ideias como "meus pensamentos têm poder", a crença no poder de cura da oração ou a consciência da sincronicidade também pertencem a essa categoria.

Quando se trata de princípios espirituais, a SQ21 não lhe diz no que acreditar. Ela pergunta em que você acredita e o encoraja a se tornar mais consciente e intencional com respeito às suas crenças. Ela também o estimula a experimentar, a testar suas hipóteses e a chegar às suas próprias conclusões. A filosofia básica que sustento é que devemos ter mente de experimentador ao nos relacionarmos com todos esses princípios espirituais, particularmente aqueles que são muito difíceis de demonstrar. Em vez de ter fé neles de uma forma mágica e simplista, recomendo que as pessoas os examinem e faça experimentos com eles. Se você acredita, por exemplo, em alguma versão da "lei da atração" (que aquilo em que você coloca sua atenção virá em sua direção), coloque esse princípio à prova. Você pode dizer: "Eu acredito que, se eu realmente focar minha atenção no que quero, se eu criar uma visão, escrever um plano estratégico, articular objetivos e me focar neles, o universo oferecerá oportunidades para eu conseguir o que desejo". Se você acredita nisso, sugiro que faça teste essa crença. Faça essas coisas e depois observe o que acontece no curso de um ano.

Quando se trata de medir essa habilidade da Consciência das Leis Espirituais, a SQ21 se concentra em como você se compromete com os princípios espirituais que identificou e não em quais são esses princípios. O nível mais básico é simplesmente uma aspiração: "Quero viver uma vida espiritual". À medida que os níveis avançam, eles passam a se concentrar em entender as regras espirituais básicas de sua própria tradição ou cultura, aprofundar sua compreensão desses princípios, vivê-los e observar os resultados, e no nível mais elevado, adquirir a capacidade de aplicá-los sem esforço, mesmo sob estresse.

Habilidade 11: Experiência da Unidade Transcendental

A última habilidade desse quadrante enfoca a Experiência da Unidade Transcendental. Eu me concentrei nessa experiência em particular, porque ela parece ser um elemento quase universal das religiões e dos ensinamentos e caminhos místicos, através das fronteiras do tempo, da cultura e do espaço. Nas palavras de Ken Wilber, todos os místicos e sábios "relatam variações da mesma história [...] a história de acordar uma manhã e descobrir que você é uno com o Todo, de uma forma atemporal, eterna e infinita".[32] Aldous Huxley, que apresentou a noção de uma "filosofia perene" comum a várias religiões, observou que todas as tradições místicas apontam para "a intuição mais ou menos obscura da unidade que é o fundamento e princípio de toda multiplicidade".[33]

Tais experiências são muitas vezes caracterizadas como momentos em que o Espírito "atravessa" o véu da consciência comum e nos permite ver, através da aparência de separação e multiplicidade, a unidade que jaz abaixo da superfície. Essas experiências podem acontecer em todos os tipos de circunstâncias, não apenas sobre a almofada de meditação. Um exemplo que eu adoro é a história do astronauta Edgar Mitchell, que viveu um momento de unidade transcendental quando viajava de volta para a Terra, depois de estar na Lua:

> Senti a maior alegria a caminho de casa. Na janela da minha cabine, a cada dois minutos: a Terra, a Lua, o Sol e o panorama de 360 graus dos céus. E essa foi uma experiência poderosa e avassaladora. De repente percebi que as moléculas do meu corpo e as moléculas da espaçonave, as moléculas do corpo dos meus parceiros, tinham sido projetadas segundo o protótipo de alguma geração antiga de estrelas. Foi uma sensação avassaladora de unidade, de conectividade; não era "eles e nós", era "esse sou eu!", é a totalidade, é... é uma só coisa. E ela veio acompanhada de um êxtase, uma sensação de "Oh, meu Deus! Uau, sim!", uma revelação, uma epifania.[34]

Mitchell tinha vivenciado um momento de conexão transcendental com tudo que é. A vida dele mudou para sempre por causa disso. Algumas pessoas vivenciam essa unidade caminhando em meio à natureza, ou nos braços de um amante, ou testemunhando o nascimento de um bebê.

As diferentes tradições usam termos variados para descrever essas experiências, mas no final elas parecem apontar para a mesma verdade. O filósofo William James, em seu famoso texto *As Variedades da Experiência Religiosa*, afirma: "A experiência religiosa pessoal tem suas raízes e seu centro nos estados místicos da consciência."[35] Os budistas podem falar de vazio; os cristãos, da consciência crística ou do Espírito Santo; os taoistas, do Tao onipresente. Os poetas encontraram belas metáforas para comunicar seu mistério, como a gota se dissolvendo no oceano ou a sensação de todo o cosmos tornando-se o próprio corpo. No entanto, independentemente de como são descritos, esses momentos profundos e inspiradores de conexão são muito revigorantes. Para alguns de nós será fácil nos conectarmos com essa dimensão, enquanto que outros tendem mais para o concreto e o racional, e são menos propensos a acessar essas experiências com facilidade.

A maneira como medimos essa habilidade na SQ21 consiste em observar uma série de experiências graduadas e sua frequência. Os níveis inferiores são coisas com que praticamente qualquer um pode se identificar, como momentos de "fluxo" ou criatividade inspirada, quando estamos tão concentrados em algo ou absorvidos pelo que estamos fazendo que o tempo parece voar, ou vivemos uma experiência de pura alegria inesperada. Esses momentos são pequenos passos na direção da unidade transcendental; nosso enfoque habitual em nós mesmos se desvanece por um instante e sentimos alívio e liberdade do ruído do ego. Os níveis mais elevados vão desde experiências ocasionais a experiências regulares e, por fim, à capacidade de entrar nesses estados à vontade e integrar sua sabedoria em nossas escolhas de vida.

Consciência Universal

No Capítulo 1, defini espiritualidade como: a "necessidade humana inata de estar conectado a algo maior do que nós mesmos, algo que consideramos divino ou de nobreza excepcional". A essência desse quadrante consiste em se conectar com esse "algo maior". Fazemos isso relaxando as fronteiras normais do ego, aquelas que erigimos para defender nossa visão de mundo limitada. Começamos depois a ver a beleza de outras visões de mundo. Nós nos tornamos mais humildes. Expandimos nossa noção do tempo e do espaço. Somos capazes de nos conectar com a interconexão de toda a vida, bem como com um sentimento de admiração e assombro pela vastidão do universo. E aprendemos a vivenciar, mais do que antes, um conjunto mais profundo de princípios espirituais e também a viver a partir deles.

Considerando o Quadrante 2, podem surgir grandes expressões artísticas e poéticas, assim como uma grande sabedoria e compaixão. Embora você possa optar por não desenvolver todas essas habilidades, incentivo você a experimentar todas elas para ver quais o atraem. Creio que as poderosas mudanças de perspectiva que vêm disso podem ser o antídoto para momentos de tristeza ou para aqueles em que você se pergunta, "Que sentido tem a minha vida?"

Teste: Análise do seu desenvolvimento das habilidades do Quadrante 2

Para cada pergunta, conclua se o seu nível atual de desenvolvimento é baixo (b), médio (m) ou alto (A). Embora esta não seja uma autoavaliação válida, ela poderá lhe dar uma ideia de quais são as suas prioridades com relação ao seu crescimento pessoal. (Para fazer a avaliação SQ21 completa, uma avaliação validada por pesquisas e projetada com esmero, consulte o *site* www.deepchange.com.)

Habilidade	Questões para orientar você	B	M	A
6. Consciência da Interconexão da Vida	Você sente a dor dos outros seres humanos e dos animais que estão sofrendo (ou sente empatia profunda por eles)? Você reflete sobre as consequências das suas escolhas sobre os ecossistemas e as gerações futuras?			
7. Consciência da Visão de Mundo das Outras Pessoas	Você procura entender as emoções e perspectivas das outras pessoas, mesmo que não concorde com elas? Os outros se sentem compreendidos por você?			

8. Amplitude da Percepção do Tempo	Você reflete sobre a história que levou você a adotar a visão de mundo que tem hoje? Você é capaz de visualizar um bilhão anos de história em sua mente e perceber a trajetória evolutiva do universo?			
9. Consciência das Limitações/Poder da Percepção Humana	Você está consciente de que seus sentidos lhe dão informações incompletas e às vezes imprecisas? Você complementa os seus cinco sentidos com intuição ou entendimento espiritual?			
10. Consciência das Leis Espirituais	Você analisa as leis/princípios espirituais e as vivencia? Você procura viver com base na sua compreensão das leis espirituais?			
11. Experiência da Unidade Transcendental	Você já passou por um momento de assombro, admiração ou consciência não ordinária? Essa experiência de algo transcendental o ajudou a viver sob a orientação do seu Eu Superior?			

Capítulo Seis

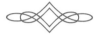

Autodomínio
(Habilidades 12 a 16)

"O homem paciente dá provas de grande entendimento,
mas o precipitado revela insensatez."

– Provérbios 14:29

"Aquele que domina os outros é forte,
mas aquele que tem domínio sobre si mesmo é muito mais poderoso."

– Lao-tsé, *Tao Te Ching*

O autodomínio sempre foi um preceito central entre aqueles que se sobressaem em qualquer empreendimento humano. E ao longo da história ele tem sido o alicerce dos grandes caminhos religiosos e místicos. Por meio das práticas de meditação, austeridades, treinamento disciplinado e atos de renúncia, os buscadores espirituais têm procurado refrear duas fraquezas, os desejos e os impulsos humanos. Para sermos inteligentes no nível espiritual, não precisamos viver como monges, desistir de todos os bens materiais, raspar a cabeça e partir para o deserto. Mas o princípio do autodomínio ainda é muito importante, porque é o meio pelo qual outorgamos ao nosso Eu Superior a capacidade de refrear os impulsos muitas vezes poderosos do ego. Segundo o autor Dan Millman: "O autodomínio ocorre naqueles momentos em que subordinamos nossa vontade mesquinha – nossas tendências e preferências pessoais – ao domínio da nossa vontade superior, do Eu Superior, da integridade superior ou de ideais superiores".

No modelo SQ21, esse quadrante vem depois da autoconsciência, porque não podemos dominar o que não somos capazes de ver. Nos quadrantes da autoconsciência, falamos sobre aprender a identificar o ego e o Eu Superior, bem como esclarecer sua missão e valores pessoais. Esse quadrante baseia-se nessas habilidades e ensina como tirar o ego do banco do motorista e permitir que o Eu Superior assuma o controle. Ele o ensina a viver de acordo com a missão e os valores que se escolheu e a se manter centrado e em paz, mesmo em tempos difíceis. À medida que puser em prática essas habilidades do domínio, você descobrirá que elas se refletirão nas habilidades da consciência (quadrantes 1 e 2), no qual se aprofunda sua compreensão de quem você é, dos seus valores e do mundo ao seu redor. Peter Senge resume isso muito bem quando escreve: "Quando o domínio pessoal se torna uma disciplina, ela incorpora dois movimentos subjacentes. O primeiro consiste em esclarecer continuamente aquilo que mais importa para nós. A segunda é aprender continuamente a ver a realidade atual com mais clareza".

O autodomínio não é nada fácil, mas é um conjunto de habilidades que podemos aprender por meio da prática e da intenção consciente. As habilidades que identifiquei como componentes do autodomínio estão listados abaixo:

Quadrante 3: Domínio do Eu/eu
Habilidade 12. Compromisso com o Crescimento Espiritual
Habilidade 13. Manter o Eu Superior no Comando
Habilidade 14. Viver com Propósito e Valores
Habilidade 15. Sustentar a Fé
Habilidade 16. Buscar a Orientação do Eu Superior

Habilidade 12: Compromisso com o Crescimento Espiritual

A Habilidade 12 é o Compromisso com o Crescimento Espiritual. O compromisso é fundamental para qualquer tipo de desenvolvimento, e o desenvolvimento espiritual não é nenhuma exceção. Como se mede o comprometimento como uma habilidade? Na SQ21, enfocamos as maneiras pelas quais o compromisso com o crescimento espiritual é demonstrado em atitudes. Por exemplo, você busca orientação de autoridades espirituais, de textos e de pessoas de diferentes sistemas de crenças ou tradições? Você busca oportunidades de crescimento? Você faz do desenvolvimento espiritual uma grande prioridade na sua vida e demonstra isso dedicando tempo e energia para alcançá-lo? Você se envolve em várias atividades e disciplinas?

Essa habilidade é muito importante e ocasionalmente pode fazer as pessoas a se equivocarem. Lembra-se da história que contei no Capítulo 3, sobre Jane e seu "zero mais apreciado"? Foi esta habilidade em particular que produziu esse resultado e isso acabou causando a transformação de Jane. Muitas pessoas como ela ficam surpresas ao descobrir que têm uma pontuação baixa nessa habilidade. Algumas se sentem insultadas e acreditam que deve ser algum erro, argumentando que estão muito comprometidas e, de fato, elas muitas vezes comprometeram muito tempo e esforço no seu próprio desenvolvimento. Quando eu ou um dos meus orientadores capacitados olham esses casos mais de perto, algo fundamental para o crescimento do cliente invariavelmente se revela. Para entender por quê, precisamos olhar um pouco mais de perto as perguntas da avaliação que se relacionam com essa habilidade. Uma pergunta em particular parece ser o obstáculo mais comum. A avaliação pergunta se você "procura pessoas, artigos, livros ou ensinamentos sagrados dentro do sistema de crenças em que você foi criado para aprender sobre temas espirituais". Para completar de forma satisfatória essa pergunta, você tem que responder pelo menos "às vezes", mas muitas pessoas são incapazes de responder "às vezes", geralmente por uma de duas razões. A primeira razão é que algumas pessoas não creem que foram criadas num sistema de crenças e, portanto, presumem que a pergunta não se aplica a elas. A segunda razão é que muitas pessoas têm problemas não resolvidos e feridas antigas causadas pela sua religião ou sistema de crenças de origem e por isso esse é o último lugar onde buscariam sabedoria espiritual.

Na realidade, ambas as posições representam um obstáculo para o crescimento pessoal. Pode-se dizer que essa é uma questão oculta ou que está "na sombra". Em resposta à primeira objeção, eu sempre digo que todos nós fomos criados dentro de um sistema de crenças. Pense em seus pais ou tutores. No que eles acreditam? Talvez odiassem a religião e pudessem ser classificados como ateus, ou humanistas seculares, ou materialistas científicos. Cada um desses rótulos ainda descreve um sistema de crenças. Talvez eles alegassem que "não acreditavam em nada", mas, ainda assim, eles agiam de uma forma que mostrava seus valores e crenças. Eles valorizavam o pensamento científico e a lógica e desaprovavam todos os dogmas e superstições que associavam à religião? O que os deixava com raiva? A quem eles admiravam? As respostas a essas perguntas são todas elas pistas para o sistema de crenças do seus pais, familiares ou tutores. Isso nos faz voltar à questão das visões de mundo que discutimos em profundidade nos capítulos anteriores.

Todos nós temos uma visão de mundo, assim como um sistema de crenças associado a essa visão de mundo. Portanto, reconhecer seu sistema de crenças de origem e travar um diálogo mais consciente com ele podem ser um grande passo em direção a um compromisso com o seu crescimento espiritual. Já tive clientes que diziam "Uau! Nunca pensei nisso desse jeito!" e então travavam um belo diálogo com seus pais (se ainda estivessem vivos) ou outras pessoas que tivessem essa mesma opinião. Esse momento de revelação pode levá-los a "ver" pela primeira vez que ainda têm um monte de suposições provenientes da infância. Eles ainda podem estar de acordo com essas crenças ou podem se opor a elas. Se eles se opõem devido à raiva, isso é sinal de que existe algo que ainda precisa ser curado. Isso me leva à segunda causa mais comum de uma pontuação baixa nessa habilidade.

Ainda mais comum do que não reconhecer o sistema de crenças de origem é a rejeição consciente desse sistema de crenças como resultado de antigas feridas. Quando pergunto a essas pessoas sobre o sistema de crenças em que foram criadas, geralmente recebo uma resposta muito específica. Me criaram como testemunha de Jeová. Fui criado como batista. Fui criado como católico. Fui criado como judeu ortodoxo.

É interessante para mim que as pessoas muitas vezes associem seu sistema de crenças de origem a uma denominação muito restrita, incluindo alguns casos com apenas um ministro ou rabino ou professor espiritual. O primeiro passo é pedir a essas pessoas que expandam esse quadro. Em vez de dizer "Fui criado como batista", elas devem expandir o contexto e dizer "Fui criado como cristão". Esse fragmento de Cristianismo (ou de qualquer outra religião) que você vivenciou ou aquele ministro em particular (ou sacerdote, rabino, imã ou guru) com quem você cresceu pode ter sido tóxico, e talvez tenha sido uma decisão muito sábia se afastar dele. Mas por acaso isso significa que não há nada que você possa aprender com o Cristianismo em sua totalidade? Existem cristãos, vivos ou mortos, que você admire? Você pode preferir não frequentar uma igreja, mas há algo que você possa aprender com Jesus, com Madre Teresa ou com Desmond Tutu? Quando eu faço perguntas como essas, costumo ver as pessoas relaxando e até rindo, e reconhecendo que elas limitaram todas as suas ideias sobre sua "religião de origem" a uma associação muito estreita com uma determinada igreja ou templo ou indivíduo em particular. Por isso eles se separaram de suas raízes, em vez de continuar aprendendo e crescendo.

É enorme o poder desses momentos de revelação para os meus clientes. Desentendimentos com familiares foram resolvidos. Lágrimas de alegria escorrem pelo rosto das pessoas que percebem que podiam "voltar para casa" de uma maneira nova e diferente. E tenho clientes que aprenderam a ver seu sistema de crenças de origem com nova admiração e gratidão, mesmo que não estejam mais interessados em seguir seus ensinamentos. Depois de curar as feridas do passado e confrontar as sombras ou "alergias" que as rodeiam, eu me concentro na pontuação que essa pessoa obteria se retomar a evolução dessa habilidade com essa nova compreensão da situação. A partir daí podemos determinar qual é o passo seguinte que ela deve dar para continuar se curando e crescendo.

Habilidade 13: Manter o Eu Superior no Comando

A Habilidade 13 é decisiva, porque é ela que nos permite não apenas refrear o ego, mas manter nosso Eu Superior no comando. Vamos examinar essa habilidade em profundidade. Os cinco níveis de desenvolvimento estão enumerados no quadro a seguir.

1	Consigo ocasionalmente identificar quando estou agindo a partir do ego e entender que agir a partir do ego não me trará satisfação em longo prazo.
2	Estou descontente com a forma como o ego lida com as coisas. Eu quero que meu Eu Superior possa estar no comando.
3	Entendo e ocasionalmente me lembro de usar as habilidades para ativar o Eu Superior e fazer com que ele assuma o controle e refreie o ego.
4	Sou capaz de ativar o Eu Superior de forma consistente e interromper as "viagens do meu ego". Eu consigo manter o Eu Superior "no banco do motorista" na maior parte do tempo.
5	O "músculo" do meu Eu Superior foi desenvolvido por meio da prática diária e regular durante um longo tempo. Meu Eu Superior está no comando, mesmo em tempos muito difíceis ou quando estou sob a pressão do "pensamento coletivo".

O primeiro nível é o nível mais básico, que nos liga à Habilidade 5 do quadrante da autoconsciência – a consciência do Eu Superior/ego. No nível mais básico de desenvolvimento das habilidades, você é capaz de afirmar: **consigo ocasionalmente identificar quando estou agindo a partir do ego e entender que agir a partir do ego não me trará satisfação em longo prazo.** No nível seguinte, você não só consegue identificar ações movidas pelo ego, mas elas começam a incomodá-lo: **estou descontente com a forma como o ego lida com as coisas. Eu quero que meu Eu Superior possa estar no comando.** O nível 3 dá um passo adiante: **Entendo e ocasionalmente me lembro de usar as habilidades para ativar o Eu Superior e fazer com que ele assuma o controle e refreie o ego.** Nesse nível, você está começando a ter um grau pequeno, mas significativo de domínio sobre si mesmo. Esse domínio aumenta no nível 4, quando você pode afirmar: **Sou capaz de ativar o Eu Superior de forma consistente e interromper as "viagens do meu ego". Eu consigo manter o Eu Superior "no banco do motorista" na maior parte do tempo.** Esse é um nível avançado de autodomínio. É muito fácil reconhecer "as viagens do ego" em retrospectiva, mas ser capaz de interrompê-las e permitir que o Eu Superior assuma o comando antes de agir por impulso ou ter uma reação egoica requer um nível significativo de domínio. No nível mais elevado, o nível 5, esse domínio torna-se habitual, não exigindo mais o mesmo esforço exigido nos níveis inferiores de desenvolvimento. **O "músculo" do meu Eu Superior foi desenvolvido por meio da prática diária e regular durante um longo tempo. Meu Eu Superior está no comando, mesmo em tempos muito difíceis ou quando estou sob a pressão do "pensamento coletivo".** Graças à sua prática diária e consistente, o Eu Superior é como um músculo que se tornou forte e tonificado, e com o qual você se preparou para tempos mais difíceis e situações estressantes, ou momentos de medo, tristeza, cansaço e outras emoções que antes desencadearam respostas egoicas. Claro que somos todos seres humanos e é provável que nunca cheguemos ao ponto em que o Eu Superior esteja no comando o tempo todo, mas uma pessoa espiritualmente inteligente, que se esforçou para desenvolver essa habilidade, é alguém que, mesmo em tempos difíceis, tomará decisões com base na melhor parte de si mesmo.

Uma chave para essa habilidade é entender a relação entre pensamento, emoção e ação. É por isso que as habilidades do Quadrante 1 são tão essenciais como alicerces. Você precisa saber que certos pensamentos do ego geram reações emocionais, e que, se você deixar esses pensamentos correrem soltos, eles aumentarão reações emocionais que geralmente incluem raiva, culpa, medo e vitimização. Uma parte essencial do autodomínio, de manter o Eu Superior no comando, é se responsabilizar por esse processo, de modo a causar um curto-circuito nesse ciclo egóico. Você aprende como interromper o fluxo de pensamentos do ego e coloca seu Eu Superior no comando dos seus pensamentos, das suas palavras e das suas ações.

O que é preciso para manter o Eu Superior no comando? Todo o tempo, ocorrem acontecimentos na nossa vida que estão além do nosso controle, e temos reagimos a esses acontecimentos na forma de pensamentos, sentimentos, palavras e ações. Na maioria das vezes, nossas respostas provêm de padrões de hábitos. Vivemos no piloto automático. Fomos programados ao longo da vida, com uma série de crenças e visões de mundo para interpretar os acontecimentos de certo modo e responder a eles de certas maneiras. E muitos dessas respostas programadas são impulsionadas pelo nosso ego, que está tentando nos manter seguros.

"Como não posso governar os acontecimentos, governo a mim mesmo", escreveu Michel de Montaigne. Essa é uma abordagem espiritualmente inteligente. Não podemos controlar a maioria dos acontecimentos da nossa vida. Mas podemos controlar nossas reações, abrindo espaço entre as coisas que acontecem conosco e nossas reações a elas. Quando vivemos no piloto automático, não temos sequer consciência de que existe um espaço entre elas. Conhecemos apenas estímulo e resposta. Mas, à medida que aumentamos nossa consciência, percebemos o pequeno espaço que já existe e, mais importante, aprendemos a ampliá-lo. Eu chamo isso de "inserir uma pausa". É a pausa que contém seu poder. Se não houver pausa, você não tem poder. Ao inserir a pausa, você cria espaço suficiente entre o estímulo e a resposta para poder dizer: "Quem é que manda aqui? É meu ego ou existe uma maneira mais sábia com que meu Eu Superior pode lidar com isso?".

Desse modo, você desenvolve a arte do comportamento consciente. Pense no seu próprio comportamento como um cientista pensaria num experimento. Observe os estímulos externos, suas reações emocionais internas e o surgimento da sua reação "típica", do piloto automático.

Observe esse processo e então considere qual será o resultado. Você gosta do modo como se desenvolve essa sequência de acontecimentos? Avalie e logo você terá uma nova hipótese. "Na realidade, eu não fiquei muito feliz com o modo como as coisas se desenrolaram. Eu me pergunto, se eu tentar algo novo, posso obter uma resposta diferente?" E da próxima vez que você se deparar com uma circunstância semelhante, escolha com base em sua nova hipótese e veja se obtém um resultado diferente. Considere isso um experimento. Observe a resposta, examine o resultado, tente uma nova resposta, examine o novo resultado. Com o tempo, você terá mais facilidade para reagir às situações de acordo com o seu Eu Superior. O que eu descobri é que, à medida que faço este trabalho, ele se torna um ciclo que reforça a si mesmo. Eu gosto cada vez mais dos resultados. Eu me sinto melhor com o modo como eu lido com a situação. Mesmo que eu não conseguisse algo que eu "queria" (ou que meu ego queria), me sinto melhor depois. Consequentemente, é muito mais provável que eu tome essas decisões no futuro.

Outra chave para essa habilidade, em particular quando você se desenvolve e atinge os seus níveis superiores, é o perdão. Considere um exemplo. Imagine que você tenha um ex-parceiro. Essa pessoa fez algo que você e todos os seus amigos concordam que foi "imperdoável". Digamos que essa pessoa tenha sido infiel, teve relações sexuais fora do compromisso conjugal da monogamia. Por que o perdão seria importante para manter seu Eu Superior no comando? No nível mais simples, porque você pode ter que interagir com essa pessoa, caso vocês tenham filhos ou morem numa cidade pequena. Se você se apegar às histórias de como foi traído, perderá o ânimo toda vez que se deparar com essa pessoa. É mais provável que perca a cabeça na presença dela ou de outras pessoas que estejam por perto. Num nível mais profundo, é provável que a sua mágoa se transforme em desconfiança das outras pessoas. Isso pode prejudicar sua chance de ter relacionamentos saudáveis e felizes no futuro. E, pior ainda, a ferida não cicatrizada pode acabar com a sua alegria, nunca permitindo que você realmente se sinta "preenchido" de felicidade. Essa ferida não curada pode impedi-lo de incorporar totalmente a sua melhor versão.

Mas o que é o perdão? Perdoar não é esquecer o que aconteceu ou afirmar que o comportamento do outro ou o acontecimento foi bom. Não se trata de "libertar o outro da responsabilidade" pelo que fez. *Na verdade, não é nem mesmo algo que beneficie o infrator*. Perdoar é "ver a situação com novos olhos". Fazemos isso como uma dádiva para nós mesmos. Recusar--se a perdoar é tóxico. Eu ouvi esta analogia em algum lugar: recusar-se a perdoar alguém é como beber veneno todos os dias e esperar que a outra pessoa morra.

O perdão exige, em grande medida, uma prática chamada "reenquadramento", que discutiremos no Capítulo 11. Essa é uma prática essencial para manter o Eu Superior no comando. Quando nos apegamos a velhas histórias, mantemos nosso ego num estado de agitação crônica e em hipervigilância, para evitar "ataques" semelhantes. Isso faz que seja muito mais difícil relaxar para buscar a nossa orientação interior e escolher uma resposta mais sábia ou mais inteligente do ponto de vista espiritual. Eu vou mostrar como você pode praticar a reenquadramento e o perdão na Parte III deste livro, o que o ajudará a ouvir a voz do seu Eu Superior com mais clareza.

Habilidade 14: Viver com Propósito e Valores

A Habilidade 14 se baseia na Habilidade 2, na qual você identificou sua missão ou propósito de vida, e na Habilidade 3, Consciência da Hierarquia de Valores. Como a inteligência espiritual tem a ver com o modo como nos *comportamos*, ter uma leve noção de propósito e de valores não é suficiente. A pessoa espiritualmente inteligente vive sua vida de acordo com seu propósito e faz escolhas com base na hierarquia dos valores que escolheu. No nível mais básico, viver com propósito e valores pode significar ter a capacidade de explicá-los e descrevê-los, primeiro para as pessoas em quem você confia e, em seguida, em ambientes onde as outras pessoas têm pontos de vista muito diferentes. Afinal, se você não está disposto a falar livremente sobre seus valores nem mesmo com aqueles em quem confia, será que está mesmo comprometido com esses valores? À medida que você desenvolve essa habilidade, é necessário que faça escolhas com base nesses valores e no seu propósito, mesmo quando não houver mais ninguém por perto para notar isso. Se esses realmente são seus valores, você age de acordo com eles mesmo quando ninguém está olhando e quando não há chance de você receber elogios ou reconhecimento. Nos níveis mais elevados, você defenderá seus valores a um custo pessoal significativo. Pense no seu trabalho, por exemplo. Você desistiria dele para não ir contra os seus valores? E quanto à sua família e amigos? Você estaria disposto a perder o apoio deles para defender seus valores? A pergunta mais desafiadora que a avaliação faz em relação a essa habilidade é: você faria escolhas baseadas em seus valores mesmo quando sua própria vida estivesse em jogo? Obviamente, essa é uma pergunta difícil de responder até que você enfrente uma situação que exija que faça tal escolha. Algumas pessoas com quem trabalhei já enfrentaram e fizeram essa escolha e agora são capazes de responder a essa pergunta com relativa confiança. Mas acho que todos temos que ter um pouco de humildade ao respondê-la, porque na verdade não sabemos. Vale a pena uma simples consideração: até que ponto eu me desviaria dos meus valores para sobreviver? A sobrevivência em si não é um valor ruim, especialmente se outras pessoas dependerem de você. É preciso abrir um espaço amplo para incluir a complexidade e sutileza dessas questões.

Habilidade 15: Sustentar a Fé

A Habilidade 15 é sustentar a fé, mesmo em tempos difíceis. Se você é como eu, provavelmente já passou por momentos na vida em que as coisas pareciam tão injustas, tão dolorosas, tão sem sentido, que você duvidou de que havia alguma ordem no universo. A vida pode parecer sem propósito, aleatória e cruel. Nós balançamos na borda da desesperança. O que nos sustenta quando sentimos uma dor tão profunda? Eu diria que há uma escolha que temos de fazer. Acreditamos que o universo tem um propósito ou não? Existe uma frase muito conhecida segundo a qual "Só há duas maneiras de viver a vida. Uma é como se nada fosse um milagre.

A outra é como se tudo fosse um milagre". Essa habilidade tem a ver com a decisão de confiar que, *em longo prazo*, a vida tem um propósito, mesmo quando não podemos imaginar que propósito seria esse. Isso requer uma humildade tremenda (sustentada pela Habilidade 9) e uma capacidade de manter um horizonte espacial e temporal muito extenso (Habilidade 8).

Essa habilidade geralmente é mais difícil para ateus ou agnósticos. Portanto, deixe-me recorrer a um recurso secular que pode ajudar. Em *Spiritual Evolution: A Scientific Defense of Faith*, o dr. George E. Vaillant descreve o que aprendeu em 35 anos como líder do "Estudo do Desenvolvimento Adulto" da Universidade de Harvard, um famoso estudo longitudinal que acompanhou a vida de centenas de homens, para observar o que os ajudava ou não a viver bem. Vaillant, psiquiatra e professor da Harvard, levou em conta, além da Psicologia e da Psiquiatria, evidências antropológicas e neurológicas e os estudos do comportamento animal. Ele foi levado a crer que a humanidade evoluiu para se "programar" para a espiritualidade, ao afirmar: "A evolução para a espiritualidade ocorre não apenas no campo genético e cultural, mas também na vida de cada um de nós à medida que amadurecemos".[36]

Mas o que isso tem a ver com manter a fé em tempos difíceis? Vaillant ressalta que, embora "a dor, a raiva e a tristeza nos proporcionem benefícios de curto prazo, as emoções positivas proporcionam benefícios em longo prazo".[37] Ele descreve como os seres humanos evoluíram com a necessidade e a capacidade de criar as emoções positivas da fé, do amor, da esperança, da alegria, do perdão e da compaixão. E destaca que, nos primeiros trinta anos que dirigiu o estudo longitudinal, ele aprendeu que as emoções positivas estavam, sem dúvida nenhuma, ligadas à saúde mental. E acrescenta: "Eu passei a entender que as emoções positivas não podem se distinguir do que as pessoas entendem como espiritualidade."[38] Posteriormente, ele reflete: "Se meu propósito como autor pudesse ser simplificado num único desejo, seria este: restaurar nossa fé na espiritualidade como um esforço humano essencial".[39]

Uma coisa é ter fé num poder superior, ou no seu próprio Eu Superior, ou na bondade da vida quando você se sente inspirado, confiante e no topo do mundo. Outra coisa bem diferente é sustentar essa fé durante os tempos de dificuldade, desespero, medo e incerteza. Como você mantém a fé? É capaz de manter sua conexão com um Poder Superior – seja qual for o nome que preferir dar a ele – enquanto enfrenta os desafios da vida? É capaz de buscar ajuda e orientação quando precisa? Algumas pessoas reagem com negatividade à própria ideia de pedir ajuda e sentem que isso as coloca numa posição de impotência ou lhes gera um sentimento de que voltaram a algum tipo de relacionamento infantil com um Deus-Pai nas alturas. Quando adultos, nós superamos nossas "imagens de Deus" infantis. Quando tínhamos 5 anos de idade, talvez víssemos Deus como uma espécie de Papai Noel benevolente, que satisfazia os nossos desejos. Ou podíamos vê-lo como um pai raivoso e punitivo. O que normalmente acontece à medida que crescemos no nível cognitivo é que rejeitamos essas imagens. O desafio, então, é considerar as seguintes perguntas: o que substituiu essas imagens? Existiria algum propósito ou poder por trás da vida? Ou ela é completamente aleatória e sem sentido? E se ela tem um propósito, eu tenho que entendê-la para acreditar em sua existência?

Eu, pessoalmente, acredito que ver a vida como algo milagroso, inteligente e "maior do que eu" é importante para sustentar a fé. A vontade de nos entregarmos com humildade a alguma forma de rendição ao poder da vida, de "tudo o que é", é um aspecto essencial para manter a fé em tempos difíceis.

Na minha abordagem da inteligência espiritual, a ideia de um poder superior é importante por esse motivo. Mas como você escolhe definir esse poder é algo completamente pessoal. A inteligência espiritual não é um sistema de crenças particular; ela é, como eu sempre digo, neutra e amigável à fé. Isso significa que, se você não tem crenças religiosas, tudo bem. Para você, o poder superior pode ser a força vital do universo, ou o campo quântico, ou mesmo o seu próprio Eu Superior. Se, por outro lado, você tem crenças religiosas ou espirituais, então esses são profundamente compatíveis com o desenvolvimento da Habilidade 15. Para você, o poder pode ser Deus, o Espírito, a Fonte ou Criador. Pode ser o Ein Sof da Cabala, YHWH, Alá, o Tao, a Deusa, Jesus, Brahma ou a Superalma. Ou talvez você prefira não dar um nome, entendendo que se trata da fonte incognoscível de tudo o que é, que no Oriente eles chamam de Fundamento do Puro Ser ou Vazio.

Uma parte importante de sustentar a fé é a disposição de compartilhar todo o seu eu com esse poder – sem importar como você escolhe defini-lo –, inclusive sua raiva, seu desespero, sua confusão e seu medo. Pode ser útil ver isso como um diálogo interno entre seu eu ferido e seu Eu Superior. Você está disposto a permitir que a sua natureza mais elevada absorva e contenha a dor, as dúvidas e os medos do eu ferido? Se você quer compartilhar apenas as melhores partes de si mesmo com seu poder superior ou sua natureza mais elevada, sentindo como se não valesse nada quando não está agindo de acordo com a sua melhor versão, você romperá essa relação cada vez que sentir emoções negativas. Isso o priva do seu sustento quando mais necessita dele.

Certa vez, ouvi um ministro dizer: "Não há problema nenhum em zangar-se com Deus. *Ela* sabe lidar com isso". É claro que ele estava brincando com nossas expectativas em torno do "gênero" de Deus. Mas, mais importante, ele estava apontando que raiva é raiva. Assim como eu preciso dizer ao meu parceiro quando estou chateada com ele (ou corro o risco de causar uma lenta degradação no nosso relacionamento), não há problema em ficar zangado com o seu Poder Superior. O que é grande o suficiente para ser a fonte de toda a vida é grande demais para ser perturbado pela sua raiva. Quando minha filha fica com raiva de mim, mesmo sendo um ser humano limitado, eu posso ver que meu trabalho é permitir que ela extravase suas emoções, em vez de invalidá-las. Depois que seus sentimentos foram expressos, podemos resolver as coisas. Por que eu esperaria menos compreensão de um poder superior amoroso?

Outra parte importante de sustentar a fé é ser capaz de apreciar até os momentos mais difíceis da vida com gratidão, sabendo que por mais desafiador que seja o momento, ele também pode trazer benefícios. Você pode não ser capaz de ver nenhum benefício possível nos problemas que está enfrentando, especialmente enquanto está passando por eles, mas pode refletir sobre momentos excepcionalmente difíceis em sua vida e ver as dádivas inesperadas que surgiram deles. Isso pode incentivá-lo a se render ao que você não pode controlar e sustentar sua fé nos momentos de dificuldade. À medida que envelheço e passo por mais desafios, tenho menos medo dos tempos difíceis. Mesmo as pessoas que viveram situações terríveis costumam dizer que, embora não desejassem essas circunstâncias para ninguém, elas reconhecem que esses desafios e até um grande sofrimento fizeram delas pessoas melhores hoje. Essa é uma maneira poderosa de reenquadramento, pois não nega a realidade do sofrimento, mas vê nele também uma dádiva. No Capítulo 11, falaremos mais sobre o uso de técnicas de reenquadramento para ajudá-lo a encontrar o perdão e a gratidão.

Se você está passando por um momento difícil, pode ser de imensa utilidade colocar isso no contexto. Tente pensar no seu sofrimento não apenas do ponto de vista da sua perspectiva pessoal subjetiva, mas de um ponto de vista mais filosófico. Buda descreveu a vida como *dukkha*, palavra difícil de traduzir. Ela basicamente significa que a vida é sofrimento; é difícil e desafiadora. Você não precisa ser budista para apreciar a sabedoria dessa antiga tradição mística. As Quatro Nobres Verdades do Budismo nos dizem que a vida contém sofrimento e esse sofrimento desnecessário é causado pelo nosso apego ao modo como as coisas "deveriam ser", que há um caminho para sair do sofrimento, e que esse caminho, na tradição budista, é chamado de o Nobre Caminho Óctuplo.

Os budistas, e a maioria de nós, reconhecem que existe um certo sofrimento que não é provocado por nós mesmos, como o sofrimento causado pela morte, pela doença, pelos ferimentos, pelas perdas e pelas ações dos outros. Mas muito do nosso sofrimento é criado por nós mesmos. Começamos a sentir autopiedade e insultamos Deus, a vida, o universo (o que é bom e valioso até certo ponto), mas nos apegamos a esses sentimentos e não deixamos que se dissipem. Alguns de nós vivem como se só pudessem "perdoar" a vida se ela "desfizesse" o mal que nos fez. Se trouxesse nosso filho ou nosso cônjuge ou nosso amigo de volta à vida. Se desfizesse a tragédia de 11 de setembro de 2001. Se fizesse nosso cônjuge ou nosso pai nos amar do jeito que queremos.

Aprender a ser realista com relação à natureza das coisas faz parte da jornada espiritual. O envelhecimento acontece. As pessoas morrem, eu vou morrer. As coisas mudam. Nem nosso Sol é permanente; um dia ele se tornará uma supernova e explodirá e será o fim do nosso pequeno sistema solar. Nós nos beneficiamos de um ponto de vista mais amplo. Muitas vezes me pergunto como é meu sofrimento particular do ponto de vista do espírito ou da perspectiva do Cosmos em evolução. Para experimentar temporariamente essas perspectivas é preciso que eu dê um passo para trás e me distancie dos meus próprios problemas. Mais uma vez, não se trata de negar a realidade ou o significado do meu sofrimento e suas causas, mas pode nos ajudar a desenvolver a resiliência e a cultivar a capacidade de perseverar e nos adaptar quando as coisas "vão mal".

Uma última reflexão sobre manter a fé: para essa habilidade, é fundamental que se tenha um senso de significado. Se quisermos superar os tempos difíceis sem recorrer ao uso de medicamentos, à negação ou aos vícios, devemos ter um "porquê" pelo qual viver, algo além de nossa própria sobrevivência. A dor existencial é real. Nós tememos a morte, tememos o sofrimento e alguns de nós temem viver. Nos preocupa que tudo possa carecer de sentido. Pessoas espiritualmente inteligentes não evitam essa dor; elas a confrontam e encontram uma fonte mais profunda de significado e propósito pela qual viver. A fé cega ou a esperança cega não são suficientes. Você precisa colocar suas crenças na prática diária, para colher seus benefícios durante os tempos difíceis. A disciplina mental, emocional, física e espiritual desempenha um grande papel na criação do seu estado de espírito, pois dá origem a estados de esperança que permitem que você supere aqueles dias em que tudo o que pode fazer é colocar um pé na frente do outro. Quando sofremos, muitas vezes sentimos desespero, e isso muitas vezes leva a uma postura passiva e vitimista. Ações positivas reforçam os opostos do desespero – a fé, a esperança e o amor –, assim como todas as escolhas que podemos fazer e os músculos espirituais que podemos fortalecer. Você nunca será capaz de evitar todo o sofrimento enquanto existir na forma humana, mas desenvolver inteligência espiritual pode ajudá-lo a evitar os tipos de sofrimento que são, na verdade, evitáveis, e enfrentar aqueles que não são.

Habilidade 16: Buscar a Orientação do Eu Superior

A Habilidade 16, "Buscar a Orientação do Eu Superior", consiste em desenvolver um acesso mais fácil à sabedoria da melhor parte de você. Já notou que às vezes você simplesmente sabe qual é a coisa certa a fazer, sem saber bem por quê? Ou talvez você tenha vivenciado momentos de intuição, sinais inesperados do seu corpo, pensamentos, sentimentos ou mesmo sonhos que o ajudaram a fazer uma escolha importante ou lhe apontaram a direção de que tanto precisava. Todas essas são maneiras pelas quais o Espírito, ou o seu próprio Eu Superior, se comunica com você. Nós tendemos a ficar tão presos às nossas formas estreitas de pensar e às nossas perspectivas fixas sobre o mundo que não ouvimos a voz do nosso Eu Superior, por isso temos que buscar esses pontos de entrada, que são como rachaduras em nossa consciência por onde essa voz pode passar e fazer chegar até nós sua sabedoria. Na QS procuramos desenvolver a nossa abertura para a intuição e nossa sensibilidade às suas mensagens. Quanto mais praticamos essa habilidade, mais precisas são nossas intuições.

Em minha própria vida, descobri que é útil recordar algumas lições de Jesus: "Buscai e achareis" ou "Pedi e recebereis". Eu tenho uma certa tendência a depender demais do meu intelecto para resolver problemas. Se ele falha, prefiro depender do meu instinto. Mas o que eu não gosto de fazer (ou, melhor dizendo, o que meu ego não gosta de fazer) é *esperar* para resolver problemas. A voz do meu ego resiste à incerteza ou ao "não saber". No entanto, existem alguns problemas que exigem mais do que o meu ínfimo eu pode dispor. Às vezes as perguntas são realmente grandiosas demais.

Quando eu já estava trabalhando na Exxon havia cerca de doze anos, eu sabia instintivamente que não ficaria lá até a aposentadoria. Eu podia sentir o "descontentamento divino" se revolvendo dentro de mim, me cutucando, para que eu fizesse outra coisa. Mas eu não sabia o que era essa "outra coisa". Leio livros sobre o propósito e penso muito nisso, mas eu não tinha certeza do que viria a seguir. Por fim, percebi que era hora de deixar tudo na mão de Deus. Então rezei e afirmei que o caminho correto e perfeito me seria revelado. Rezei por dois anos antes de obter uma resposta.

Eu estava num retiro quando a resposta me foi revelada. Eu tinha acabado de chegar e estava sentada numa velha capela. Acalmei minha mente e dirigi meu pensamento à divindade. De repente, senti um pensamento chegar à minha cabeça. Ouvi e senti ao mesmo tempo. A ideia era esta: "Jesus com um trabalho; Buda com uma maleta". Uau! Fiquei atordoada. Aquela pequena frase resumia tantas coisas para mim! Eu estava tentando encontrar uma maneira de aplicar minha espiritualidade no trabalho. Eu estava interessada no Budismo (mas não tinha reservado um tempo para estudá-lo ainda). Na realidade, eu não tinha pensado sobre a função que Jesus teria numa empresa, mas por que não? Tantas ideias interessantes começaram a vir à tona. Esse momento foi como uma flecha indicando o caminho da minha carreira seguinte.

Dois dias depois, sentada na nova capela durante uma meditação silenciosa, apareceu em minha mente a imagem de uma coluna de jornal intitulada "Espírito e Trabalho". Eu agradeci no mesmo instante a Deus/ Espírito e ao meu Eu Superior/ intuitivo por me permitir o acesso a uma ideia tão brilhante. Ele deu nome à minha aflição e ao meu caminho. Como eu poderia levar a inteligência espiritual para o local de trabalho? Depois daquele momento de revelação, precisei de cinco anos de preparação (estudando e me preparando do ponto e vista emocional e financeiro) para deixar a Exxon e me lançar na minha nova carreira. Mas a clareza dessa orientação foi profunda e alterou a minha vida. E tudo começou com um pedido. Então eu recomendo aos meus clientes que eles fiquem em silêncio e peçam a orientação do seu Eu Superior ou de um poder superior. E depois ouçam com paciência e atenção.

Teste: Análise do seu desenvolvimento das habilidades do Quadrante 3

Para cada pergunta, conclua se o seu nível atual de desenvolvimento é baixo (b), médio (m) ou alto (A). Embora esta não seja uma autoavaliação válida, ela poderá lhe dar uma ideia de quais são as suas prioridades com relação ao seu crescimento pessoal. (Para fazer a avaliação SQ21 completa, uma avaliação validada por pesquisas e projetada com esmero, consulte o *site* www.deepchange.com.)

Habilidade	Questões para orientar você	B	M	A
12. Compromisso com o Crescimento Espiritual	Você está disposto a aprender sobre temas espirituais de várias fontes? Você investe tempo e energia no seu próprio crescimento espiritual?			
13. Manter o Eu Superior no Comando	Você é capaz de deixar intencionalmente de ouvir a voz do seu ego para ouvir seu Eu Superior? A voz do seu Eu Superior é clara e é a que você mais escuta?			
14. Viver com Propósito e Valores	Seu propósito e seus valores estão em sintonia com o seu Eu Superior? Suas atitudes, suas decisões e seus objetivos estão em sintonia com o seu propósito maior e com os seus valores?			
15. Sustentar a Fé	Você acredita que a vida/o universo/tudo o que é tenha uma natureza sábia e amorosa? Você mantém uma atitude de gratidão mesmo quando enfrenta dificuldades?			
16. Buscar Orientação do Eu Superior	Você busca ativamente orientação de outras fontes além da sua própria lógica ou ego? Isso inclui buscar a sabedoria de pessoas que respeita, de grandes mestres e textos, e do seu Eu Superior ou poder superior?			

Capítulo Sete

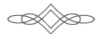

Domínio Social e Presença Espiritual (Habilidades 17 a 21)

> "O amor é para a alma o que a comida é para o corpo. O amor é um ato nobre a serviço dos outros, que oferece respeito, abertura, confiança e lealdade. Quanto mais amamos, mais perdemos a parte de nós mesmos dominada pelo ego, e ainda assim, ao fazê-lo, não nos tornamos menos, mas, sim, unos com aqueles que amamos."
>
> – Lance Secretan, *The Spark, the Flame, and the Torch*

Este quadrante é o mais complexo em vários sentidos, pois as habilidades que ele contém aprofundam as desenvolvidas nos quadrantes anteriores. As habilidades relativas ao domínio social e a presença espiritual são, nesse sentido, o resultado natural do desenvolvimento da autoconsciência, da consciência universal e do domínio e si mesmo. As habilidades do Quadrante 4 acumulam todos os benefícios dos três anteriores, os quadrantes 1, 2 e 3, e é por isso que às vezes eu me refiro ao Quadrante 4 como um "quadrante dos resultados". Embora cada uma dessas habilidades seja uma peça específica do quebra-cabeça da inteligência espiritual, cada uma delas também contém boa parte do todo. Trata-se de uma "inteligência emocional avançada", em que você começa a juntar todas as peças.

Uma analogia útil pode ser o aprendizado de uma nova atividade física, como a natação, por exemplo. Quando você observa um nadador habilidoso, ele parece se mover sem esforço pela água, com fluidez. Muitos de nós aprendemos a fazer isso quando éramos jovens demais para nos lembrar do processo, mas por trás dessa fluidez está uma série de movimentos muito específicos, como uma amiga minha descobriu pouco tempo atrás, quando decidiu aprender nado livre, uma atividade que ela nunca tinha aprendido quando criança. Seu professor a ensinou usando um método que partia de exercícios simples, cada um deles projetado para enfocar um elemento específico do nado: a posição do corpo na água, a sincronia com o movimento das pernas, o ângulo em que o a mão entra na água, a respiração e a rotação do corpo. Ela aprendeu cada um desses movimentos, um de cada vez, por meio de exercícios repetitivos. Então, quando passou a se sentir confortável com os exercícios, o professor mostrou a ela como conectar todos os movimentos, num estilo livre fluido. As habilidades dos quadrantes 1, 2 e 3 podem ser comparadas a esses exercícios, pois cada um deles é um elemento essencial do "nado completo".

Quando chega ao Quadrante 4, você tem que praticar e desenvolver sua capacidade de combinar todos os elementos num movimento fluido e integrado, que lhe permita se mover de forma suave e eficaz pela água. As habilidades que discutimos neste capítulo capturam a essência da inteligência espiritual: a maneira como você se comporta e o impacto que você exerce sobre as outras pessoas. Você é uma presença tranquilizadora para aqueles ao seu redor? Você é capaz de manter o coração aberto? Você é capaz de agir com compaixão? Você é capaz de agir com sabedoria? Você é um líder poderoso e um agente de mudança em virtude da sua força interior e humildade?

Quadrante 4: Domínio Social/Presença Espiritual
Habilidade 17. Ser um Mestre/Mentor Sábio e Eficaz dos Princípios Espirituais
Habilidade 18. Ser um Líder/Agente de Mudança Sábio e Eficaz
Habilidade 19. Tomar Decisões Sábias e Cheias de Compaixão

Habilidade 20. Ser uma Presença Tranquilizadora e Benéfica

Habilidade 21. Estar Alinhado com os Altos e Baixos da Vida

Habilidade 17: Ser um Mestre/Mentor Sábio e Eficaz dos Princípios Espirituais

A Habilidade 17 consiste em ser um mestre sábio e eficaz dos princípios espirituais ou leis espirituais. Algumas pessoas se perguntam por que essa habilidade é relevante, pois talvez não estejam interessadas em ser mestres e só queiram aplicar os princípios da inteligência espiritual à sua própria vida. Mas, no meu entender, ensinar é muito mais do que estar num púlpito, dando uma aula. Num certo sentido, estamos todos sempre ensinando algo com a forma como nos mostramos e nos comportamos. Portanto você pode não se ver como um mestre, mas, enquanto for um ser humano que está interagindo com outros seres humanos, essa habilidade é relevante para você.

No que se refere a ensinar os outros, podemos fazer isso por motivos muito diversos. Essa é uma das maneiras pelas quais percebemos o desenvolvimento progressivo da Habilidade 17, como uma transcendência de motivos inferiores para motivos superiores. Os inferiores, por exemplo, podem ser que você ensine as outras pessoas por uma necessidade de controlar o modo como elas pensam e se comportam. Isso nem sempre é uma coisa ruim. Por exemplo, numa cultura assediada pela ilegalidade e pela guerra tribal e a violência, às vezes a coisa mais saudável que pode acontecer é uma instituição religiosa ensinar as pessoas a ver além de suas diferenças étnicas, controlar seus impulsos mais primitivos e se comportar de acordo com alguns preceitos morais básicos. Mas, quando falamos de inteligência espiritual, estamos passando para um nível mais elevado do que esse tipo de espiritualidade que reforça a "lei e a ordem".

Pressionar e controlar as pessoas geralmente não funciona, pois apenas ativa o ego da outra pessoa. Se você criou filhos, já deve ter descoberto os limites dos métodos autoritários. Converter-se num ímã é muito mais eficaz quando se trabalha com princípios espirituais. Esse enfoque toca o Eu Superior da outra pessoa, de modo que ela passe para o que é mais elevado e melhor para ela. Os mestres eficazes ensinam porque amam a matéria (neste caso, os princípios espirituais ou a inteligência espiritual) e ensinam sendo um modelo positivo a se seguir. Nossos mestres favoritos ativam o "aprendiz interior" em nós, e despertam nossa curiosidade e interesse, para nos estimular a aprender mais.

O poeta Kahlil Gibran escreveu: "O mestre realmente sábio não vos convida a entrar na casa da sua sabedoria, mas antes vos conduz ao limiar da vossa própria mente". No nível mais elevado do desenvolvimento dessa habilidade, você é capaz de ensinar demonstrando – sendo – a mudança que você deseja (e que é possível que os outros desejam) experimentar em si e no mundo ao seu redor.

Isso não exige que você seja perfeito, porque ninguém é perfeito. Isso significa que você tem integridade e é consistente. O que você ensina aos outros com palavras e o modo como se comporta (atitudes) são compatíveis. Você pratica o que prega. Você é pacífico, compassivo e sábio nos momentos de dificuldade e seu comportamento durante esses momentos lhe permite ser um modelo para as outras pessoas.

Habilidade 18: Ser um Líder/Agente de Mudança Sábio e Eficaz

A Habilidade 18 consiste em ser um líder ou agente de mudança sábio e eficaz. O que significa ser um agente de mudança? O agente de mudança é alguém que ajuda outras pessoas, grupos e organizações a enfrentar mudanças por meio de boas soluções, a implementação de mudanças mais rápidas e menos estresse e aflição. Esse termo é muito usado nos negócios e no ambiente organizacional, mas não se limita a essas eles. Mesmo que não esteja envolvido em liderança empresarial ou em mudanças organizacionais, sem dúvida você se verá em muitas outras situações em que terá a oportunidade de ser um catalisador para o crescimento. Todos somos agentes de mudança social em potencial. E se você estiver lendo este livro e se envolvendo conscientemente com o desenvolvimento de sua própria inteligência espiritual, você provavelmente é alguém que quer colocar o que aprende em ação para o benefício do todo maior.

A capacidade de ser um agente de mudança torna-se crítica no momento em que nos envolvemos em qualquer tipo de grupo ou organização. Se você faz parte de um grupo para fazer uma diferença no mundo, seja uma associação de pais e professores locais ou as Nações Unidas, você está envolvido no processo de mudança. Assim, embora o vocabulário relativo a essa habilidade e alguns dos recursos tenha um enfoque mais empresarial, essa habilidade se aplica a qualquer pessoa que trabalhe em qualquer contexto, seja política e governamental, organizações sem fins lucrativos, educação, religião ou negócios, e que deseje fazer uma diferença no mundo.

O que implica ser um líder e agente de mudança sábio e eficaz? Essa habilidade abrange o significado de ser um líder, tenha você esse título ou não. No mínimo, quatro requisitos principais são necessários para desenvolver essa habilidade: compreender todas as partes, buscar soluções em que todos ganhem; honrar o processo natural e participar menos com o ego (e mais com Eu Superior).

O primeiro é entender os problemas, preocupações e necessidades de todas as partes. Cada um de nós que deseja ser um agente de mudança precisa se esforçar para compreender profundamente a complexidade multidimensional dos grupos e indivíduos com os quais está lidando. Isso depende das habilidades que já discutimos em relação à compreensão de sua própria visão de mundo e da visão de mundo das outras pessoas. Nos níveis mais básicos, essa habilidade aparece como a capacidade de simplesmente ver e nomear a dor e o sofrimento de todas as partes envolvidas, numa situação de mudança, e criar relacionamentos de confiança com elas. À medida que a habilidade se desenvolve, você sente compaixão por todos os pontos de vista, mesmo aqueles com os quais não concorda, e pode se comportar com compaixão, mesmo que não pense (com base na sua visão de mundo) que o sofrimento ou aflição de outra pessoa faça sentido.

A criação de mudanças efetivas no mundo também requer que se saia em busca de soluções em que todos ganhem. Em seu livro, *Os 7 Hábitos das Pessoas Altamente Eficazes*, Stephen Covey fala sobre manter o princípio segundo o qual "todos ganham ou não há acordo". Sempre que possível, evite os compromissos insatisfatórios, pois há momentos em que isso é o melhor que você pode obter. Mas, sempre que puder, esforce-se para encontrar uma solução mais elevada, com a qual ninguém se sinta descontente ou derrotado, e todos fiquem empolgados com o processo de mudança em que estão engajados e com o futuro que estão tentando criar em conjunto. Isso implica uma vontade de resistir à tentação de saltar para uma solução fácil e rápida. Muitas vezes estamos tão ansiosos para resolver um problema ou uma situação incômoda que nos precipitamos e aceitamos a primeira solução que se apresenta, antes de examiná-la e analisar a raiz do problema específico. À medida que desenvolvemos nossa habilidade como agente de mudança, nós nos tornamos capazes de evitar a armadilha de resolver o problema superficialmente e aprendemos a procurar, em vez disso, a sua causa primária. Nesse nível você também enfrenta alguns desafios: está disposto a apoiar e trabalhar a favor do curso de ação que a equipe escolheu, mesmo que você ache que é incorreta? Às vezes essa é a resposta mais inteligente no nível espiritual: sacrificar suas próprias opiniões, para que o grupo possa avançar rumo a uma solução mais vantajosa para todos.

Encontrar uma solução em que todos se beneficiem nem sempre é fácil, mas é possível, mesmo em situações que parecem irremediavelmente polarizadas. Eu ouvi uma história uma vez sobre um grupo de ativistas antiaborto e um grupo de ativistas pró-vida que se reuniram na tentativa de encontrar um ponto em que estivessem de acordo. Depois de um tempo, alguém disse: "O que todos nós queremos é ter um mundo onde não haja crianças indesejadas". E isso tocou o coração de todos. Eles encontraram um ponto em comum. Evidentemente, os meios pelos quais esses dois grupos procurariam alcançar esse objetivo exigiria outro debate. Mas, ao estabelecer esse objetivo em comum, eles partiram de uma meta compartilhada e isso viabilizava a possibilidade de encontrar uma solução satisfatória para todos (se não hoje, espero que algum dia).

Outro requisito fundamental é respeitar o processo natural, o que requer paciência. É compreensível frustrar-se quando vemos que o mundo seria muito melhor se conseguíssemos que algumas coisas mudassem. Podemos ficar agressivos e criar expectativas pouco razoáveis sobre a rapidez com que os seres humanos ou sociedades podem mudar. Isso não só faz com que sejamos menos eficazes como agentes de mudança ou líderes (pois podemos causar reações negativas), como também menos felizes como indivíduos. Portanto, é importante ter uma compreensão realista do processo.

Olhe ao seu redor: leva um tempo para as sementes plantadas se tornarem espigas de milho, e você não pode acelerar esse processo além dos seus limites naturais. Do mesmo modo, leva um tempo para as pessoas aceitarem as mudanças que estão ocorrendo ao seu redor, para lamentar aquilo de que têm que abrir mão e para acolher o que está vindo como algo potencialmente bom. Um agente de mudança efetivo, um bom líder, entende que é preciso trabalhar lado a lado com o processo natural. As coisas levam um tempo para acontecer e nem sempre se pode acelerar isso.

O último dos quatro requisitos é a participação livre do ego (ou conduzida pelo Eu Superior). "Livre do ego" não implica necessariamente que você tenha erradicado o ego completamente. Na verdade, se o seu ego estiver maduro, pode ser um grande aliado. O que isso significa é que seu ego imaturo – aquela voz interior severa e hipócrita, aquele eu raivoso e cheio de medo – não está interferindo ou minando sua capacidade de ser um líder e agente de mudança eficaz. Às vezes as pessoas me perguntam: "Isso significa que eu nunca posso ficar com raiva?" E eu digo "claro que pode!". A raiva pode ser uma emoção muito apropriada quando há injustiça social ou quando acontece algo que é claramente errado. Esse tipo de raiva provém de um coração expansivo e aberto e um cuidado com outras pessoas e pela justiça. É muito diferente do tipo de raiva que provém do seu ego se sentindo ameaçado. Esse tipo de raiva movida pelo ego raramente é útil e efetivo, eficaz, e nunca leva à mudança.

Ser um líder e agente de mudança sábio e eficaz é uma habilidade complexa e multidimensional, que depende de várias habilidades desenvolvidas nos quadrantes anteriores. Você precisa desenvolver sua consciência de si mesmo e do mundo e dominar seu próprio eu num grau significativo, que lhe dê condições de atender às exigências desse tipo de papel, assim como enfrentar os desafios que ele inevitavelmente apresenta.

O maior teste pelo qual um agente de mudança ou líder pode passar ocorre quando uma iniciativa fracassa. Você é capaz de enfrentar uma iniciativa de mudança fracassada sem perder a fé na vida ou nas outras pessoas? Se uma iniciativa de mudança falha, você culpa os outros ou a organização ou o universo, ou simplesmente procura descobrir como pode ser um agente de mudança melhor da próxima vez? Isso é muito importante no âmbito organizacional e ainda mais se está lidando com mudanças sociais. Se você está tentando mudar um problema social como a discriminação ou o racismo, não é preciso muito para desanimar. É humano sentir-se desanimado de vez em quando; o importante é quanto tempo você fica nesse estado. Um agente de mudança sábio e eficaz vê o fracasso como uma oportunidade de aprender a melhorar no futuro.

Habilidade 19: Tomar Decisões Sábias e Cheias de Compaixão

Na Habilidade 19, Tomar Decisões Sábias e Cheias de Compaixão, novamente reunimos várias das habilidades anteriores. Na verdade, essa habilidade é um bom exemplo do "nado completo", voltando à minha analogia com a natação, pois ela incorpora a definição de inteligência espiritual. Nós definimos a inteligência espiritual como a capacidade de se comportar com sabedoria e compaixão, mantendo a paz interior e exterior, seja qual for a situação. Essa habilidade abrange uma grande parte dessa definição.

O objetivo geral da Habilidade 19 é tomar decisões com base no Eu Superior e fundamentadas no Espírito. E lembre-se: não tomar uma decisão também é uma decisão. Todos nós tomamos decisões o tempo todo: a questão é qual parte do nosso eu está conduzindo essas decisões. Descobri que a capacidade de tomar decisões a partir com base no Eu Superior se resume a três coisas:

1. **Ouvir o ego, mas não ser controlado por ele.** O ego é uma parte importante de nós. À medida que amadurecemos, não nos identificamos mais com o ego e ele perde o seu domínio. Está a serviço do Eu Superior e fornece conselhos importantes para vivermos no mundo.

2. **Pedir para ver as coisas com olhos amorosos.** Lembre-se de fazer uma pausa e pedir ao seu Eu Superior, ao seu poder superior, a capacidade de ver as coisas com a maior dose possível de sabedoria e compaixão. Me agrada dizer isso desse modo: "ver as coisas com os olhos amorosos". Algumas pessoas costumam se perguntar, "O que Jesus faria nesta situação?" ou "Como Jesus veria isso?" É como se estivessem tentando ver as coisas com os olhos de Deus. Se você não se sentir confortável com a palavra Deus, pode escolher um exemplo de alguém que o inspire e pergunte "Como Gandhi veria esta situação?" O próprio fato de você poder ter essa perspectiva o conecta ao seu Eu Superior, permitindo que você relaxe essa parte contraída de si mesmo e invoque intencionalmente o seu Eu Superior, para ver as coisas com a maior dose possível de sabedoria e compaixão.

3. **Agir com sabedoria e compaixão.** Considerando essa perspectiva expandida, você pode agir de acordo com o ponto de vista do seu Eu Superior, ou seja, agir com inteligência espiritual e expressar sabedoria e compaixão.

À medida que fracionamos essa habilidade nas partes que a compõem, fica evidente que ela se baseia em muitas das habilidades anteriores, em particular a Habilidade 5, a Consciência do Ego/ Eu Superior; a Habilidade 13, a capacidade de Manter o Eu Superior no Comando; a Habilidade 7, a Consciência da Visão de Mundo das Outras Pessoas; a Habilidade 9, a Consciência das Limitações/Poder da Percepção Humana; e, claro, a Habilidade 16, Buscar a Orientação do Eu Superior, do Espírito ou da Fonte.

Como essa habilidade é tão fundamental para a inteligência espiritual, vamos usá-la para exemplificar a fundo os cinco níveis de desenvolvimento, conforme enumerados no quadro a seguir.

1	Sou capaz de tomar decisões cheias de compaixão em relação a mim mesmo. Posso manter a intenção clara de desenvolver a inteligência espiritual e crescer, ao mesmo tempo em que não me repreendo por não ser ainda "perfeitamente iluminado".
2	Sou capaz de sentir compaixão pelos meus filhos, meu parceiro, meus familiares e amigos que não estão trabalhando em seu próprio crescimento da maneira ou no ritmo acelerado que eu gostaria. Posso permitir que essas pessoas importantes na minha vida cresçam no tempo delas, sabendo que eu realmente não sei o que é melhor e mais elevado para cada pessoa.
3	Sou capaz de sentir compaixão por aqueles que se consideram meus inimigos ou que tentam me prejudicar. Eu estabeleço limites saudáveis com relação aos comportamentos alheios, mas não odeio a pessoa que os apresenta. Eu uso o poder com sabedoria, prudência e intenção amorosa.
4	A consciência universal e a consciência do Eu Superior são tão fortes que meu processo de tomada de decisões sempre leva em conta a dor e o sofrimento de outros seres. No entanto, essa consciência não me paralisa. Eu empreendo ações equilibradas, que honram todos os seres do planeta.
5	A consciência universal e a forte conexão com o Eu Superior implicam que sinto minha orientação interior com força e clareza. Com autodomínio constante, minha orientação interior se traduz em ações sábias e cheias de compaixão, que parece fluir através de mim, provenientes da fonte, da vida ou do meu poder superior, como eu o entendo.

No nível 1, o nível mais básico, a Habilidade 19 consiste em ter compaixão por si mesmo: **Sou capaz de tomar decisões cheias de compaixão em relação a mim mesmo. Sou capaz de manter uma intenção clara de desenvolver a inteligência espiritual e crescer, ao mesmo tempo em que não me repreendo por não ser ainda "perfeitamente** iluminado". Esse nível faz referência a uma armadilha comum em que frequentemente caem pessoas muito bem-intencionadas; elas querem crescer, querem ser boas pessoas, mas se recriminam quando cometem erros ou tomam decisões ruins. Não há nada de errado em ter uma voz crítica e saudável para nos informar quando saímos dos trilhos, mas não queremos ter uma voz crítica, hiperativa, irracional e perfeccionista, e muitos de nós a escutamos. Algumas das pessoas mais belas que conheci vão marcar um 0 nessa habilidade em particular, porque avaliam a si mesmas usando critérios inalcançáveis. Se não conseguirmos perdoar as nossas imperfeições e ter compaixão diante dos nossos próprios erros, não seremos totalmente capazes de perdoar as outras pessoas. Portanto, o primeiro passo no desenvolvimento dessa habilidade é ter compaixão por si mesmo, incluindo o fato de você ter um ego.

À medida que você passa para o nível 2, sua compaixão e sabedoria se voltam para os outros: **Sou capaz de sentir compaixão pelos meus filhos, meu parceiro, meus familiares e amigos que não estão trabalhando em seu próprio crescimento da maneira ou no ritmo acelerado que eu gostaria. Posso permitir que essas pessoas importantes na minha vida cresçam no tempo delas, sabendo que eu realmente não sei o que é melhor e mais elevado para cada pessoa.** Quando desenvolve essa habilidade, você precisa se perguntar com sinceridade: eu creio que sei o melhor caminho espiritual para as pessoas que são importantes para mim? Se a sua resposta for "sim", você pode não estar agindo de maneira muito compassiva com relação a eles. Inerente a essa habilidade é a crença de que a abordagem da inteligência espiritual é deixar que as pessoas encontrem seu próprio caminho.

Podemos apoiar as pessoas que amamos, podemos oferecer orientação e estímulo, mas jamais podemos dizer em que direção elas devem seguir. Há duas razões para isso. Primeiro, acredito que eu não possa saber com certeza qual é o melhor caminho espiritual para outra pessoa, seja ela quem for. Segundo, mesmo que eu esteja certa e eu "gerencie" o crescimento espiritual de outra pessoa para ela, estarei apenas criando uma dependência, em vez de ajudá-la. É necessário que cada um de nós aprenda por si mesmo. Como acontece quando descobrimos os nossos valores pessoais, se aceitarmos aqueles que herdamos da nossa família sem questioná-los, não poderemos nos manter firmes quando tomarmos decisões com base em nossos valores em tempos difíceis. Porém, se lutarmos contra eles, tentarmos outras coisas e depois voltarmos a adotar para alguns desses valores por nossa própria escolha, esses valores estarão a nosso serviço e representarão o compromisso sólido que fizemos.

Ninguém mais pode fortalecer meu músculo espiritual por mim (veja mais sobre isso no Capítulo 8). Cada um de nós tem que fazer nosso próprio levantamento de peso espiritual. Eu penso nos erros que cometi na minha vida e no que aprendi com eles, e a conclusão a que chego é que às vezes nossos entes queridos precisam ser igualmente livres, para se afastar dos valores ou práticas espirituais em que acreditamos profundamente e cometer erros. E é importante que reconheçamos com humildade que o que eu considero um erro para você pode parecer perfeitamente normal. Precisamos estar dispostos a confiar no bem maior e no impulso evolutivo ou na trajetória de desenvolvimento. Com exceção das situações que põem a vida em perigo, em geral é melhor permitir que outros adultos tomem suas próprias decisões. Eu penso nisso como deixar que Deus ou o universo se encarregue dessa outra pessoa. Eu tento relaxar e confiar que o Espírito ou Deus está trabalhando através dessa pessoa, da maneira que é preciso e me lembro de que não sei tudo.

O nível 3 é o mais desafiador. Ele afirma: **Sou capaz de sentir compaixão por aqueles que se consideram meus inimigos ou que tentam me prejudicar. Eu estabeleço limites saudáveis com relação aos comportamentos alheios, mas não odeio a pessoa que os apresenta. Eu uso o poder com sabedoria, prudência, e intenção amorosa.** Espero que essa seja uma ocorrência rara, mas há momentos na vida de todos nós em que outras pessoas ficam com raiva de nós e agem com intenção de nos fazer sofrer. Você é capaz de sentir compaixão por essas pessoas? Elas podem ser pessoas do seu círculo imediato ou pessoas que ameaçam seu país, como os terroristas. Você é capaz de, pelo menos às vezes e com certa constância, sentir compaixão por aqueles que acreditam ser seus inimigos e que atuam de forma consciente para prejudicá-lo? Para chegar a esse nível, você precisa ser capaz de se colocar no lugar de qualquer outra pessoa do planeta, o que nos leva de volta à Habilidade 7: Consciência da Visão de Mundo das Outras Pessoas.

É importante entender que esse tipo de compaixão profunda não implica que você necessariamente queira ser amigo dessas pessoas ou que você tolere as atitudes que elas possam tomar. Parte desse nível de desenvolvimento inclui a capacidade de estabelecer limites apropriados e saudáveis, mas sem cair no jogo do ego de odiar os outros. Como discutimos ao falar do perdão, esse ódio pode acabar prejudicando mais você mesmo do que a outra pessoa. Ser espiritual não exige que você seja um banana. Inspirada na minha própria tradição cristã, muitas vezes penso em Jesus expulsando os vendilhões do templo e estabelecendo limites. Ficou claro que ele tinha grande poder e força, mas agia com sabedoria, prudência e intenção amorosa, que é o elemento final desse nível de desenvolvimento. Descobri que as pessoas que têm dificuldade para colocar limites muitas vezes têm problemas para usar seu poder de forma eficaz. À medida que desenvolve compaixão, é possível que também que você precise recuperar sua capacidade de dizer "não" quando realmente quer dizer "não". Compaixão não significa aceitar abuso por parte dos demais.

No nível 4, essa habilidade já se tornou uma reação natural, não algo que você tenha que trabalhar em profundidade: **a consciência universal e a consciência do Eu Superior são tão fortes que meu processo de tomada de decisões sempre leva em conta a dor e o sofrimento de outros seres. No entanto, essa consciência não me paralisa. Eu empreendo ações equilibradas, que honram todos os seres do planeta.** Esse nível depende de todas as habilidades de consciência universal do Quadrante 2, bem como a consciência fundamental do ego e do Eu Superior da Habilidade 5. A voz do meu Eu Superior tem mais facilidade para sentir a dor e o sofrimento de outros seres; por isso, uma vez que aprenda a fazer essa mudança, você sentirá essas coisas naturalmente e elas influenciarão suas decisões. Existem algumas pessoas que desenvolveram essa sensibilidade, mas se preocupam tanto em proteger todos os envolvidos que se paralisam no processo de tomada de decisões. Essa também é uma armadilha de desenvolvimento que pode aparecer conforme expandimos nossa empatia e sensibilidade. Se não tivermos o cuidado de equilibrar nossa compaixão com sabedoria, podemos ficar presos a uma posição que não é espiritualmente inteligente. Esse desejo de não querer prejudicar ninguém é lindo, mas, se você fica tão paralisado que não consegue agir, acaba gerando dor pela sua incapacidade de fazer uma escolha. A inteligência espiritual requer que você equilibre essa polaridade. Você precisa ser capaz de fazer uma pausa e avaliar o impacto que exerce sobre as outras pessoas, mas não pode fazer isso por tempo demais, a ponto de não conseguir agir. Se demonstrar o equilíbrio apropriado entre ação e reflexão, você tomará as decisões mais apropriadas.

No Nível 5, o desenvolvimento dessa habilidade já se tornou uma expressão tão natural de quem você é que as ações sábias e cheias de compaixão fluem como o nadador deslizando graciosamente pela água: **A consciência universal e a forte conexão com o Eu Superior implicam que sinto minha orientação interior com força e clareza. Com autodomínio constante, minha orientação interior se traduz em ações sábias e cheias de compaixão, que parece fluir através de mim, provenientes da fonte, da vida ou do meu poder superior, como eu o entendo.** Em etapas mais elevadas de desenvolvimento espiritual, muitos psicólogos do desenvolvimento concordam que tende a haver uma ausência crescente de um eu egoísta ou pequeno. Pessoas altamente desenvolvidas do ponto de vista espiritual, muitas vezes relatam um sentimento de ser guiado por algo maior. Nesse nível de desenvolvimento o ego é tão maduro e é tão claro que ele está a serviço do Eu Superior que essa orientação interior parece automática. No desenvolvimento da habilidade anterior, nos alinhamos com essa orientação por meio de uma prática cuidadosa, como repetir esses exercícios na piscina repetidas vezes para tornar nosso nado o mais eficaz possível. Mas agora colhemos o benefício de todo esse nosso empenho, pois o movimento parece exigir muito menos esforço. Construímos novos caminhos neurais mais fortes e os caminhos imaturos baseados no ego ficaram mais tênues (ou foram "podados", como diriam os neurocientistas). Isso não quer dizer que não precisemos manter nossa intenção centrada e ficar alertas para ter comportamentos sábios e compassivos, mas se torna menos difícil demonstrá-los.

Algumas pessoas se opõem ao termo "sem esforço", mas é importante usá-lo quando nos referimos a esse nível de desenvolvimento, como mostram as questões de avaliação usadas para medir essa habilidade. No nível 5, tentamos descrever o ideal. Poderíamos chamá-lo de "o nível da santidade" de cada habilidade. Nem todos nós alcançaremos esse nível nesta vida, mas é saudável aspirar a isso. Esse nível implica que o ego imaturo está tão fora do caminho que a transmissão da fonte para o Eu Superior e daí para a ação não requer mais a mediação de argumentações internas nem esforço. A falta de esforço é, portanto, um estado ideal. Para chegar ao nível 5 da Habilidade 19 (que em certo sentido é a atitude máxima por estar relacionada intimamente com a definição de inteligência espiritual), teríamos que ser modelos espiritualmente inteligentes ou mestres espirituais. Essa é a razão por que o ideal é tão elevado no que se refere a essa atitude.

Habilidade 20: Ser uma Presença Tranquilizadora e Benéfica

A Habilidade 20 se concentra em sua capacidade de ser uma presença tranquilizadora e benéfica. Em certo sentido, isso se relaciona à segunda metade da definição de inteligência espiritual, assim como a Habilidade 19 se relaciona com a primeira metade. A Habilidade 20 tem a ver com a sua equanimidade ou paz interior e exterior, e o efeito que tem ela sobre os outros. Ela também é resultado de muitas das habilidades que discutimos anteriormente. Está relacionada com o Eu Superior ou o Espírito, estando mais visivelmente no comando da nossa vida. No nível mais básico, essa habilidade se expressa na forma como os outros se relacionam com você; por exemplo, as pessoas não tentam mais envolvê-lo em fofocas ou relatos vitimistas. Se o seu Eu Superior está sempre no comando, as pessoas sabem instintivamente que você não é receptivo aos dramas do ego.

À medida que desenvolver essa habilidade, você descobrirá mais maneiras pelas quais sua presença tem um efeito calmante sobre os outros. Em *Destructive Emotions*, Daniel Goleman nos oferece uma ilustração maravilhosa desse efeito, quando descreve algumas pesquisas que foram feitas com um monge budista tibetano especializado em meditação compassiva. Os pesquisadores descobriram que, quando uma pessoa muito irritada e argumentativa estava na presença do monge, a pessoa agressiva não conseguia sustentar sua irritação e argumentos diante da conversa tranquilizadora do monge e sua falta de reatividade ao ego.[40] À medida que sua inteligência emocional se desenvolver, você notará que se envolverá cada vez menos em discussões ou conflitos, e que pessoas com raiva ficarão sem argumentos na sua presença. Eu penso assim: meu ego não reage ao ego alheio. O ciclo vicioso da ativação do meu ego, que por sua vez ativa o ego do outro, o qual por sua vez ativa ego de um terceiro é interrompido. À medida que você progredir mais, sua calma interior e exterior levará a decisões e ações efetivas que parecerão espontâneas. Ainda hoje, depois de anos trabalhando nisso, às vezes me surpreendo com a forma como as coisas podem "acontecer por conta própria". Eu também observei que essa habilidade afeta meus níveis de energia. Quando estou num lugar tranquilo e centrado, meu nível de energia se estabiliza. Isso é importante, porque, com um nível de energia estável, somos capazes de servir de forma mais alegre e constante, sem nos cansarmos. O drama do ego, a tensão e o conflito drenam a nossa energia, mas, quando não estamos mais envolvidos em tudo isso, não apenas nos sentimos mais revigorados, como as outras pessoas também afirmam se sentir mais revitalizadas e energizadas em nossa presença. Quando nos concentramos mais em propósitos superiores, o nosso Eu Superior fica mais presente, limpando o espaço entre nós e as outras pessoas, porque deixamos de contaminar esse espaço com o nosso ego.

Estar calmo e centrado requer que nos desapeguemos de certas expectativas e da nossa necessidade de controlar as situações e as pessoas. Isso também se relaciona a ter fé no universo e na vida, assim como a ser humildes. Essa habilidade requer que deixemos de lado o "fazer" e sejamos capazes de apenas "ser". Somos treinados para ser "agentes humanos" e isso é valioso, pois às vezes agir rápido é necessário. Mas há momentos em que a resposta mais inteligente no nível espiritual é ser apenas um "ser humano", é estar calmo, pleno e amorosamente presente diante das pessoas e situações. Quando queremos ativar a Habilidade 20, abrimos mão da nossa necessidade de agir, de ser o chefe, de estar no comando, de dizer às pessoas o que fazer ou de forçar resultados específicos. Quando a ação é necessária, podemos agir a partir de um centro pacífico.

No nível mais elevado dessa habilidade, você e eu nos tornamos faróis ou exemplos a seguir, para o Eu Superior das outras pessoas. Quem alcança esse grau de inteligência espiritual parece irradiar amor sem julgamento, e por causa disso as pessoas próximas são mais capazes de acessar seu próprio Eu Superior. A soluções em que todos ganham podem aparecer espontaneamente e as pessoas podem sentir uma paz profunda na presença da pessoa que demonstra o domínio dessa habilidade.

Habilidade 21: Estar Alinhado com os Altos e Baixos da Vida

A última das 21 habilidades é estar alinhado com os altos e baixos da vida. A vida é um processo, um fluxo imprevisível e em constante mudança. Se vocês tentar manter o curso de um barco perfeitamente reto ao seguir contra a corrente, é provável que enfrente uma frustração contínua ao se deparar com pedras, ao ser apanhado por redemoinhos inesperados e a ser obrigado a lutar contra a força das águas. Pessoas espiritualmente inteligentes entendem isso e aprendem a seguir com o fluxo da vida e se apoiar na intuição, uma sensibilidade do próprio corpo e uma consciência do mundo ao redor, para se orientar na vida. Isso pode se mostrar como uma capacidade para sentir quando é o momento certo para agir ou para discernir que os obstáculos que surgem no nosso caminho podem ter vários significados, nenhum dos quais predeterminado. Ao desenvolver essa habilidade, você reconhece a diferença entre as bênçãos e distrações que aparecem em seu caminho, e pode descobrir que as pessoas e os recursos certos aparecem naturalmente quando você precisa deles. As sincronicidades ocorrem com mais frequência à medida que você toma a mesma direção em que flui o impulso evolutivo, a vida e o crescimento.

A consciência corporal é uma parte importante dessa habilidade. Por isso ela é um dos pontos de interseção entre a inteligência espiritual e a física. Para estar alinhado com os altos e baixos da vida, você precisa estar alinhado com os fluxos de energia do seu próprio corpo. Nosso corpo faz parte desse universo material e o universo está repleto de fluxos de energia, por isso sintonizar seu corpo é uma forma de entrar em sintonia com o universo. Quando você se alinha com os altos e baixos da vida, você pode se alinhar com essa energia. Pode se alinhar também com o processo natural/ social/cultural do qual está participando e entende como um leve toque pode guiar o mundo, assim como afirmam os taoistas. Aprenda a notar mudanças sutis em seu nível de energia. Você precisa interpretar o que seu corpo está lhe dizendo: você está cansado porque se esqueceu de comer e seu nível de açúcar no sangue está baixo? Ou você está captando a energia do ambiente? Aprender a ler os sinais do seu próprio corpo o ajuda a manter contato com os fluxos e refluxos naturais. Como um contador Geiger que capta a radiação, seu corpo é um guia fantástico para o que está acontecendo no ambiente em que você está e pode ajudá-lo a desenvolver a capacidade natural de identificar o momento adequado, uma sensação intuitiva de quando dar um passo adiante e de quando fazer uma pausa.

O Taoismo é um recurso maravilhoso para entender essa habilidade. O próprio conceito de Tao abrange esse sentido de fluxo e refluxo da vida em todo o seu mistério e plenitude. Há muitas frases místicas maravilhosas no Taoismo, como "O mestre não faz nada, mas não deixa nada por fazer". Essa frase transmite a ideia de que um leve toque aplicado no momento certo pode produzir a ação perfeita, ainda que, para um observador externo, possa parecer que o mestre não fez nada. O mestre faz coisas grandiosas por meio desses pequenos toques. Guiado pela capacidade natural de identificar o momento adequado e de se alinhar com os fluxos de energia, você pode aplicar o nível certo de pressão ao toque e na hora certa, e ser muito mais eficaz.

No nível mais elevado dessa habilidade, você vive alegremente no eterno presente. Quem você é e o que você faz é uma dança espontânea. Quando a inteligência espiritual floresce nesse nível, você pode sentir que, em vez de ser você que está fazendo algo, é o universo que está fazendo através de você, numa dança alegre e bonita.

A recompensa

Para concluir, podemos dizer que as habilidades do Quadrante 4 – as habilidades do Domínio Social e da Presença Espiritual – são onde o esforço feito nos quadrantes anteriores "rende frutos". Ao olharmos para os exemplos espirituais que você pode considerar como heróis ou modelos a seguir, você provavelmente vai reconhecer que eles incorporam algumas dessas habilidades. Uma boa pergunta a se fazer é: existe alguma habilidade que eu não gostaria de ter no meu próprio kit de ferramentas pessoal nem queira ver expressada na minha família, nação ou local de trabalho? Para mim, a resposta é "não". Eu quero tudo isso e quero em abundância para mim e para o meu mundo. Assim, se quero essas atitudes, o que estou esperando? Ao dividir a inteligência espiritual em fragmentos, conseguimos uma maneira de começar a desenvolvê-la.

Teste: Análise do seu desenvolvimento das habilidades do Quadrante 4

Para cada pergunta, conclua se o seu nível atual de desenvolvimento é baixo (b), médio (m) ou alto (A). Embora esta não seja uma autoavaliação válida, ela poderá lhe dar uma ideia de quais são as suas prioridades com relação ao seu crescimento pessoal. (Para fazer a avaliação SQ21 completa, uma avaliação validada por pesquisas e projetada com esmero, consulte o *site* www.deepchange.com.)

Habilidade	Questões para orientar você	B	M	A
17. Ser um mestre/mentor sábio e eficaz dos princípios espirituais	Você gosta de ensinar sobre os princípios espirituais? Você faz isso sendo coerente entre o que diz e o que faz e despertando o aprendiz interior das outras pessoas?			
18. Ser um líder/agente de mudança sábio e eficaz	Você consegue sentir as perspectivas de todas as partes envolvidas na mudança? É capaz de liberar sua necessidade de controlar ou de ter as coisas do seu jeito?			
19. Tomar decisões sábias e cheias de compaixão	Você tem compaixão pelos seus próprios erros, bem como aqueles cometidos pelos outros? Sabe estabelecer limites quando é preciso?			
20. Ser uma Presença Tranquilizadora e Benéfica	As outras pessoas se sentem mais calmas na sua presença?			
21. Estar Alinhado com os Altos e Baixos da Vida	Você pressente o que está para acontecer e age na medida certa quando necessário para auxiliar o processo?			

Parte Três

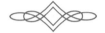

O Desenvolvimento da sua Inteligência Espiritual

Capítulo Oito

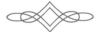

Levantamento de Peso Espiritual

"Somos o que fazemos repetidamente.
A excelência, portanto, não é um ato, mas um hábito."

—WILL DURANT, *The Story of Philosophy*

Se você chegou até aqui, é provável que já tenha uma boa compreensão do vasto e complexo conjunto de habilidades que compõe o que chamo de inteligência espiritual. Nos últimos quatro capítulos, examinamos cada uma das 21 habilidades que meu modelo identificou e que são avaliadas pela SQ21. Você pode estar começando a se perguntar: como faço para desenvolver todas essas diferentes habilidades? E por onde devo começar?

Cada uma dessas habilidades precisa ser cultivada e praticada, e há muitos instrumentos que você pode usar para ajudá-lo em seu desenvolvimento, desde práticas espirituais até métodos psicológicos de vanguarda. Embora o modelo seja complexo e multidimensional, a essência da inteligência espiritual é bastante simples: trata-se de trocar o ego pelo Eu Superior. Neste capítulo, compartilharei com você os princípios básicos para fazer e sustentar essa mudança, que você pode começar a praticar agora mesmo. Se está interessado em se dedicar ao seu próprio crescimento espiritual, desenvolvendo cada uma dessas habilidades, eu recomendo que primeiro faça a avaliação SQ21. Ela vai lhe dará um ponto de partida para cada habilidade, destacar as áreas que você precisa enfocar e sugerir os próximos passos específicos a seguir. Eu também incluí uma pequena lista de recursos no final deste livro para apoiá-lo em seu desenvolvimento, além dos recursos que estão disponíveis no meu *site*. No entanto, vejamos primeiro as noções básicas do funcionamento da QS.

Lembre-se de que a inteligência espiritual se define pela capacidade de se comportar com sabedoria e compaixão, mantendo a paz interior e exterior, seja qual for a situação. Recorde que o verbo "se comportar" é essencial. A inteligência espiritual não consiste apenas em "se sentir" em contato com o Eu Superior. É relativamente fácil fazer esse contato quando você está sentado sozinho em silêncio, em oração ou meditação. A inteligência espiritual é sobre como nos comportamos, sobre a maneira como tomamos decisões e agimos no mundo cotidiano estressante de interação com outras pessoas e em situações complexas. Tenho integridade suficiente para me mostrar da maneira que eu afirmo que quero me mostrar? Depois que você tiver identificado a diferença entre seu ego e seu Eu Superior, a pergunta mais importante a fazer é: você pode mudar? Depois que ouvir a voz do seu Eu Superior, você é capaz de fazer a transição de agir a partir do ego para agir a partir do Eu Superior? O primordial é que para ser mais inteligente no nível espiritual, você precisa começar a agir menos a partir do ego e mais a partir do Eu Superior.

Praticamente todas as principais tradições de fé, filosofias e psicologias fomentam o desenvolvimento da compreensão dos outros e da amabilidade. Muitas tradições percebem essa "ação correta" e "compreensão correta" como estar a serviço de algo maior do que o nível individual: um princípio universal ou poder superior. Mas, se você não se sente confortável com esse tipo de linguagem, não é necessário adotá-la. Se entende a diferença entre seu ego e seu Eu Superior, você simplesmente precisa começar a fazer escolhas com base do que lhe diz a voz do seu Eu Superior e agir de acordo com isso. Se você agir desse modo, seu comportamento vai mudar, às vezes de maneira extraordinária. E o comportamento é o que levamos em conta como fator determinante do nível de desenvolvimento da inteligência espiritual. A consciência interior é importante, mas deve se traduzir em ação. E, às vezes, empreender a ação correta pode contribuir para o desenvolvimento da consciência interior. A consciência ilumina a ação, mas depois precisamos empreender a ação e ver o que acontece. Aprendemos com essa ação por meio dos sentimentos que experimentamos em nosso interior e da reação ou resultado que experimentamos no exterior. O desenvolvimento interior alimenta os comportamentos exteriores, e os comportamentos exteriores, por sua vez, continuam a alimentar o desenvolvimento interior. A alegria que obtenho dos meus avanços me motiva a continuar melhorando – é um círculo virtuoso. Portanto, tendo a aprender e fazer, sem esperar pela plena iluminação para modificar a forma como me mostro no mundo.

As pessoas muitas vezes me perguntam se essa não é uma abordagem excessivamente pragmática para o desenvolvimento espiritual. Podemos realmente "modificar o nosso comportamento" para sermos pessoas mais espirituais? Alguns acham que a espiritualidade não é algo que possamos desenvolver. "Espiritual é o que já somos", nos dizem. Outras pessoas afirmam que a espiritualidade é uma questão de realização interior, uma conexão com o Espírito, com alguma forma de inspiração divina. As mudanças de comportamento são um resultado natural se a percepção for profunda o suficiente, declaram. E embora eu não negue que isso possa ser verdade, nem sempre é o caso. Muitas pessoas tiveram revelações poderosas, mas continuaram a agir com falta de integridade, cuidado e compaixão pelos outros. Basta olharmos para o doloroso legado de alguns dos mestres espirituais mais populares das últimas décadas para ver isso. Por outro lado, também podemos encontrar exemplos de indivíduos que lutaram interiormente com sua fé, mas continuaram a agir de formas inspiradoras e exemplares.

Uma das ilustrações mais extraordinárias desse princípio pode ser encontrada nos diários particulares recém-publicados de Madre Teresa, que revelam que a grande santa, um exemplo para milhões, viveu grande parte da sua vida em estado de angústia espiritual porque sentia que havia perdido a conexão direta com Deus que sentia na sua juventude. Mas isso a impediu de continuar o trabalho da sua vida? Ela se tornou menos compassiva, menos altruísta, menos entregue aos que dela necessitavam? Que eu saiba, não. É claro que todos nós preferimos sentir essa conexão interior o tempo todo, ouvir a voz de Deus ou do nosso Eu Superior com clareza. Mas o exemplo de como Madre Teresa manteve sua fé (Habilidade 15) mostra que podemos nos comportar com sabedoria e compaixão mesmo em tempos de questionamento interior. E isso é fundamental, porque eu não acho que a maioria de nós pode se dar ao luxo de esperar até que nos sintamos perfeitamente desenvolvidos interiormente. Existem muito poucas pessoas como o sábio hindu Ramana Maharshis ou o mestre espiritual Eckhart Tolles por aí, portanto o resto de nós precisa parar de esperar a iluminação instantânea e começar a trabalhar.

Nossos "músculos espirituais" são muito parecidos com os físicos. Se quer desenvolver seu corpo, você começa aceitando o fato de que ainda não está totalmente em forma. E é improvável que atinja o estado de condicionamento físico que deseja enquanto relaxa numa poltrona reclinável. Por isso você vai a uma academia e levanta pesos e desencadeia um processo de desenvolvimento. Não é que você tenha que se esforçar o tempo todo, mas, se fizer o esforço certo nos momentos certos (aplicando foco, intenção e disciplina ao seu treino), vai desencadear um processo de crescimento que continuará mesmo quando você interromper a atividade. Os músculos também crescem enquanto dormimos. As pesquisas no campo da fisiologia mostraram que, quando levantamos pesos, por exemplo, rompemos o tecido muscular. Portanto, quando interrompemos as nossas atividades, principalmente quando estamos descansando, a natureza tenta reconstruir as camadas rompidas de tecido, tornando-as um pouco mais fortes do que antes. Durante um período de destruição e reconstrução contínua, nossos músculos crescem e se adaptam à tensão que colocamos sobre eles.

A neurociência descobriu, nas últimas décadas, que o cérebro humano é notavelmente "plástico" ou moldável. Estamos num processo constante de construção de novas redes neurais e de eliminação das que não precisamos mais. Quando testamos um novo comportamento, construímos um novo caminho neural. Se eu me zangava com Joe toda vez que nos encontrávamos, desenvolvi um caminho neural sólido para apoiar esse hábito. Inicialmente, é muito estranho forçar meu próprio cérebro a seguir uma nova rota e escolher uma nova opção – como sorrir e dizer bom dia a Joe. Se eu fizer isso um dia e depois parar, não vou construir uma nova rede neural. Mas, se eu praticar diariamente por um mês ou dois, a nova via neural se tornará mais grossa e o hábito de dizer "Bom dia, Joe!" ficará mais fácil. Ao mesmo tempo, o velho hábito e a rede neural que o sustentava vão ficar mais finos e fracos. Minha reação "instintiva" a Joe agora é dizer "Bom dia, Joe!", com um sorriso.

O mais divertido é que a maneira como fortalecemos uma série de músculos pode apoiar outros músculos e proporcionar benefícios inesperados. Comecei uma rotina de treinamento físico há dois anos. Eu tinha feito uma cirurgia por causa de uma hérnia de disco e nunca mais queria me deparar com uma situação de tanta dor novamente. Decidi que era melhor ser proativa com relação à manutenção dos meus músculos. Por isso agora, sempre que estou na cidade, vou três dias por semana malhar com a minha personal, Mary Jean Tiernan. Ela assegura que eu trabalhe vários músculos diferentes, incluindo alguns que eu nem sabia que existiam, até que estejam doloridos no dia seguinte! Ela também toma cuidado para eu não exagerar nos exercícios a ponto de me machucar. Inicialmente, meu equilíbrio, força e coordenação eram medíocres, pois desde que saí da faculdade só trabalhava sentada numa mesa de escritório. E depois que tive filhos, o tempo para o exercício diminuiu. Eu andava regularmente, mas era só isso. Com o envelhecimento, eu estava perdendo musculatura. Então tive que dar uma guinada.

Com o tempo e uma rotina consistente de exercícios "suficientes" para estirar os músculos e tensioná-los, as tarefas ficaram mais fáceis. O peso que eu levantava nos aparelhos não mataria de inveja nenhum "rato de academia", mas eu me sentia bem mais forte. As tarefas do dia a dia, como tirar malas e compras de supermercado do carro, ficaram mais fáceis. Minha postura melhorou. Minhas roupas começaram a cair melhor. E as pessoas sempre me dizem que pareço mais jovem e mais forte. E agora, quando Mary Jean apresenta um novo desafio na academia, como "ficar nesta superfície instável e me equilibrar enquanto faço um X", meus músculos são fortes o suficiente para me sustentar e me permitir fazer o exercício. Todo o processo se tornou mais divertido e as recompensas são evidentes.

Assim como eu desconhecia o poder de interação dos meus músculos mais fortes, a prática deliberada de qualquer habilidade da inteligência espiritual pode levar a mais mudanças do que já trazer consigo, simplesmente, essa habilidade específica. Todo o esforço de desenvolvimento da inteligência espiritual é um processo interativo. Se você fizer o esforço certo para agir de forma diferente, poderá tornar-se consciente de partes de si mesmo que não era capaz de perceber antes. Você se torna mais autoconsciente e libera uma pequena parte da sua identidade anterior, de um certo senso da sua personalidade. Por exemplo, talvez você sempre tenha pensado que era uma pessoa de pavio curto, mas logo percebe que é capaz de demonstrar paciência. Talvez tenha sido necessário que você mordesse a língua, mas você fez isso. Agora pode pensar: "Sou uma pessoa que consegue demonstrar paciência quando quer". Com a prática, a paciência se torna cada vez mais natural, pois você constrói caminhos neurais mais grossos cada vez que repete esse comportamento. Com o tempo, você pode pensar: "Sou uma pessoa que tem paciência". Agora você tem a coragem de tentar algum outro comportamento. E esse novo comportamento gera outra mudança na sua percepção interior. Além disso, você vê benefícios tangíveis em seus relacionamentos com seus familiares, amigos e colegas de trabalho. Você ativa um "ciclo de sucesso", que gera um forte impulso e o motiva a seguir adiante. Você construiu "músculos mais fortes".

Esse tipo de "levantamento de peso espiritual" é sem dúvida uma abordagem pragmática da inteligência espiritual, mas é também uma maneira apropriada de abordar cada aspecto do nosso desenvolvimento. Isso é fundamental para aqueles de nós que querem ocupar cargos de liderança, pois sabemos que o nosso comportamento tem efeitos diretos sobre as pessoas que procuram nossa orientação. De um modo ou de outro, somos todos líderes e todos modelos de comportamento – para nossos filhos, para nossos funcionários e para todas as pessoas que conhecemos. Quando falo sobre liderança, não estou restringindo meus conselhos àqueles que alcançaram cargos de gerência ou que tem certa autoridade. O que eu chamo de "liderança profunda" é uma qualidade humana-chave, que cada um de nós deveria querer desenvolver. A liderança profunda e autêntica significa que lideramos a nós mesmos primeiro. Ela nos leva a uma profunda autoconsciência interior e a uma consciência ampliada do mundo ao nosso redor. Ao desenvolvermos as múltiplas inteligências, precisamos ser dignos de ser imitados, e fazer o nosso levantamento de peso espiritual para que possamos nos dominar e nos conectar com nosso Eu Superior e viver a partir desse nosso eu mais elevado, guiado por nosso propósito e valores mais elevados.

Assumir essa responsabilidade significa abordar de uma forma profundamente pragmática a nossa própria transformação. Afinal, se estamos esperando uma transformação milagrosa e, enquanto isso, continuarmos a agir a partir do ego, que tipo de mensagem estamos enviando para aqueles que nos observam? Nós todos devemos ter controle sobre as nossas respostas e reações menos maduras se queremos ser catalisadores para mudanças duradouras e significativas na vida das outras pessoas e no mundo ao nosso redor. Através do desenvolvimento da consciência e do autodomínio, podemos assumir a responsabilidade por nós mesmos – por nossas tendências e impulsos menos maduros, bem como pelos nossos potenciais mais elevados –, de modo que nossas ações tenham os efeitos mais positivos possível sobre aqueles que nos rodeiam.

Parker Palmer, um escritor e educador sábio e eloquente, expressa essa ideia com belas palavras: "O líder é uma pessoa que tem um grau incomum de poder para projetar sobre as outras pessoas sua sombra ou sua luz. O líder é uma pessoa que tem um grau incomum de poder para criar as condições sob as quais outras pessoas devem viver e se mover e ser; ou seja, condições que podem ser tão iluminadas quanto o céu ou tão sombrias quanto o inferno. O líder é uma pessoa que deve assumir uma responsabilidade especial pelo que está acontecendo dentro de si mesmo, em sua consciência, para que sua liderança não cause mais mal do que bem".

Quando ouvimos as palavras "grande líder" ou "líder espiritual", tendemos a pensar em exemplos grandiosos como Nelson Mandela ou Mahatma Gandhi. E, embora essas grandes figuras sejam certamente mais do que dignas dessa designação, eu encorajo as pessoas a considerarem que cada um de nós pode ser um líder espiritual também. A primeira vez em que dei consultoria para um grande hospital de Houston, pediram que eu realizasse um treinamento sobre "liderança espiritual" para os chefes da equipe de enfermagem. Comecei, como fiz nos capítulos iniciais deste livro, pedindo que me dessem exemplos de pessoas que admiravam como líderes espirituais. Além dos grandes pais da nação, ativistas dos direitos humanos e santos, muitos deles citaram a própria diretora do departamento de Enfermagem, a dra. Pâmela Triolo. Mais tarde, trabalhei com o grupo de Pamela em outra clínica e aconteceu a mesma coisa. Eu descobri que o motivo de sua equipe ter tamanha estima por ela era, antes de tudo, seu compromisso com seu próprio trabalho espiritual e, em segundo lugar, seu compromisso em ajudar outras pessoas em seu desenvolvimento. Como alguém comprometido e consistente ao ir à academia, o levantamento de peso espiritual de Pamela estava valendo a pena. O trabalho que ela estava fazendo em seu próprio interior aparecia consistentemente em seu comportamento. Isso fazia dela uma grande ouvinte e alguém que se preocupava profundamente com o crescimento da organização e dos indivíduos que ali trabalhavam. Ela mantinha uma perspectiva de longo prazo sobre o que estava acontecendo e trabalhava para servir a todos. Ela era uma verdadeira "líder servidora" e um grande modelo a seguir do poder de "liderar a si mesmo em primeiro lugar". E, como resultado, suas equipes de liderança tinham o mesmo compromisso com quem trabalhava para eles. Como eu relatei no Capítulo 3, o sistema de saúde onde conheci Pamela se tornou um dos 100 melhores lugares onde se trabalhar, segundo a revista *Fortune*, e continua sendo até hoje. Sua liderança foi uma parte fundamental dessa transformação.

A moral da história é que a inteligência espiritual, como um corpo em forma e mais musculoso, está disponível para todos nós se estivermos dispostos a nos empenhar para isso. Os requisitos são simples. Reconheça que você tem dentro de si a voz de um eu menor (seu ego) e a voz de um Eu Superior. Aprenda a ouvir o Eu Superior. Em seguida, construa o músculo (disciplina) para seguir os conselhos do seu Eu Superior. Com a inteligência espiritual, assim como com o levantamento de peso, você tem que começar com níveis razoáveis de exercícios e ir aumentando aos poucos. O capítulo a seguir inclui os nove passos que considero úteis neste "processo de levantamento de peso espiritual". Com a prática tenaz desses passos, você pode desenvolver a capacidade de perdoar, eliminar o drama da sua vida, ver as opções disponíveis e gerar soluções criativas. Você aprende a agir com sabedoria e compaixão, ao mesmo tempo em que seu centro se mantém pacífico.

Capítulo Nove

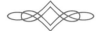

Nove Passos para Alcançar o Eu Superior

"O que nos salva é dar um passo. Em seguida, outro passo.
É sempre o mesmo passo, mas você tem que dar."

— Antoine de Saint-Exupéry, *Wind, Sand, and Stars*

Existe um antiga anedota que começa com uma pergunta: "Como a gente come um elefante?". A resposta é: "Uma mordida por vez". Esse também é um grande conselho para o desenvolvimento espiritual. Podemos olhar para alguém que admiramos (alguém como Nelson Mandela, Madre Teresa, Gandhi ou Abraham Lincoln) e pensar: "Eu não seria capaz de SER assim". No entanto, a verdade é que podemos nos tornar como eles, se dermos um passo de cada vez, se fizermos um exercício de "levantamento de peso espiritual" por vez. Um enfoque metódico pode render bons frutos. É por isso que criei um processo de nove passos para mim mesma. Achava reconfortante saber que, quando reservava um tempo para revisar os passos, eu via uma diferença de imediato. Por isso, hoje você pode encontrar uma nova maneira de se comportar diante daquela vendedora grossa e amanhã encontrar uma nova maneira de se comportar com seu colega de trabalho mal-humorado. No próximo mês, talvez você se sinta forte o suficiente para encontrar uma nova maneira de interagir com um membro difícil da sua família!

O que me alegra dizer é que, em muitos sentidos, isso fica mais fácil com a prática. O que pode ficar mais difícil são os problemas que você escolhe enfrentar; como levantar pesos cada vez mais pesados na academia, depois que você atinge um nível básico de condicionamento físico e já sabe fazer os exercícios. No entanto, quando enfrenta os problemas menores da vida e pouco a pouco vai abordando os maiores, você descobre que "o elefante" não era tão grande ou difícil de manejar quanto você pensava.

Lidar com o ego não é uma tarefa que deva ser subestimada. É possível que, no calor do momento, quando o ego for provocado, seja difícil passar do ego para o Eu Superior, mas é justamente esse o momento crucial. Reconhecer a diferença entre o ego e o Eu Superior *depois* que você gritou com sua assistente por algo que não era culpa dela ou *depois* que você ficou na defensiva numa discussão com seu marido, por causa de um errinho à toa, não remedia o dano que você já causou. Uma pessoa espiritualmente inteligente aprende a fazer a mudança do ego para o Eu Superior justamente quando está vivendo o momento mais desafiador, para evitar que o ego conduza suas atitudes. Esses nove passos o ajudam a fazer essa mudança – e a mantê-la. Ao contrário das dietas ioiô ou do fortalecimento muscular de curto prazo, se você mantiver esse processo, descobrirá que os resultados são duradouros. A felicidade que você sente se torna o ciclo de *feedback* que se autorreafirma e o mantém no caminho certo, ajudando-o a voltar aos trilhos quando sofrer um "sequestro momentâneo" do ego.

Sei que nove passos parecem muito e você pode estar se perguntando como conseguirá colocá-los em prática a tempo, naqueles momentos intensos em que realmente precisa passar do ego para o Eu Superior, como na ocasião em que você no corredor do seu local de trabalho e se depara com o colega que mais uma vez recebeu o crédito pelo trabalho que *você* fez. E nesses momentos, você pode precisar recorrer ao que eu chamo de Atalho de Quatro Passos para Uso Diário, mais adiante. No entanto, é importante entender o processo em sua totalidade, pois a prática dessas etapas é essencial para seu desenvolvimento em longo prazo. Uma das funções mais importantes desse processo é que ele o obriga a desacelerar e a criar um certo distanciamento das suas reações inconscientes e habituais. Imagine que você escolha um momento de emoções acaloradas e o reproduza em câmera lenta. A própria decisão de fazer isso já vai combater o "calor do momento". Portanto, tente praticar todos os nove passos sempre que for possível.

A lista a seguir proporciona uma visão geral da trajetória dessa mudança. Neste capítulo, percorremos os nove passos um a um:

Nove passos para passar do ego para o Eu Superior

Passo 1: **PARAR**

Passo 2: **RESPIRAR**

Passo 3: **PEDIR AJUDA**

Passo 4: **OBSERVAR-SE**

Passo 5: **IDENTIFICAR e acolher as preocupações do ego**

Passo 6: **INVESTIGAR A FUNDO as causas básicas das preocupações do ego**

Passo 7: **REENQUADRAR a situação – ver com novos olhos**

Passo 8: **FOCAR em algo pelo qual ser grato**

Passo 9: **ESCOLHER uma resposta espiritualmente inteligente**

Passo 1. PARAR ("inserir uma pausa aqui!")

O primeiro passo é o mais simples, mas muitas vezes o mais difícil. Em meio a um momento desafiador, você consegue parar? Consegue "inserir uma pausa" entre um acontecimento que desencadeou algo dentro de você e a resposta habitual que está na ponta da língua? Pode parecer uma coisa fácil, mas, se você já tentou, sabe que em momentos assim pode ser preciso um enorme esforço espiritual e toda sua autoconsciência para criar até o menor espaço entre a reação e a resposta. Eu não estou pedindo necessariamente que você deixe de lado seu comportamento típico, pois pode ser um comportamento perfeitamente compreensível e até mesmo uma resposta adequada à situação. Mas você consegue fazer uma pausa e suspendê-lo? Esse passo é fundamental, porque é o único momento em que seu Eu Superior é capaz de adquirir poder.

Eu uso a imagem de um trem de carga como uma metáfora para a ativação do ego. Quando você está calmo, é como se o trem estivesse parado na estação. Suas funções cerebrais superiores (o neocórtex) estão funcionando bem. A inteligência cognitiva está conectada. Com sorte, o seu Eu Superior está presente (pelo menos em segundo plano) e você está operando de uma maneira que seria considerada sensata se aparecesse na primeira página de um jornal (ou se viralizasse na internet). Então algo acontece. Uma colega de trabalho faz aquele mesmo comentário irritante de sempre. Ou sua mãe começa mais uma vez a fazer comentários sobre sua vida amorosa (ou a falta dela). E a chateação começa. É como se um apito interior soasse e de repente o "trem do ego" começasse a sair da estação. Em termos biológicos, estima-se que se passam apenas seis segundos entre a ativação do seu gatilho (aquele botão vermelho que as outras pessoas parecem encontrar e saber exatamente com que força pressionar) e o momento em que o sistema límbico sequestra você. Esse breve instante é a diferença entre o trem se afastando da estação e quando ele está correndo nos trilhos a toda velocidade. Em pleno sequestro do sistema límbico, muitas vezes dizemos e fazemos coisas das quais lamentamos. É imperativo que aprendamos a sentir o primeiro movimento desse trem para acionar os freios de imediato. Quanto mais cedo você parar o trem do seu ego contrariado, melhor! Mas como fazemos isso?

Nada pode mudar sem que tenhamos a clara intenção de romper o padrão. O passo 1 começa quando você repara no primeiro movimento do "trem". Aprenda a detectar o que você sente no nível físico, mental e emocional, à medida que o ego se ativa para se defender de uma ameaça em potencial. E assim que sentir os primeiros sintomas desse movimento interior, você pode dizer a si mesmo: "PARE!". Eu de fato visualizo uma placa "Pare" ou imagino um policial na frente do trem com a mão estendida, mandando o trem parar. Com esse simples gesto, você ativa o centro de controle de impulsos cerebrais, que é sempre o ponto de partida quando se trata de desenvolvimento da inteligência espiritual.

Passo 2. RESPIRAR

Depois que você ganhou uma vantagem mental ao dizer "PARE!" ao trem do ego, faça quatro ou cinco respirações abdominais longas, lentas e profundas. Na respiração abdominal, o abdômen deve se expandir enquanto você inspira o ar. Para fazer isso, coloque a mão sobre o umbigo e pratique respirar profundamente até sentir a sua mão sendo empurrada pelo abdômen. Acredite ou não, respirações profundas e lentas ajudam a controlar a ativação do ego em termos biológicos. Você pode notar que, quando aciona a resposta do ego, sua respiração fica mais rápida e superficial. Essa é uma reação fisiológica à ameaça percebida, que adquire a forma do seu chefe, seu irmão ou quem quer que tenha provocado você. Esse é também um dos sintomas da ativação do sistema límbico, que por sua vez ativa o sistema nervoso simpático, projetado para auxiliar na sua sobrevivência.

Seus mecanismos instintivos de "lutar ou fugir" são acionados. Isso inclui uma descarga de adrenalina e um fluxo de sangue para longe do neocórtex, a sede de suas funções mentais superiores. É por isso que nesses momentos é mais provável que você faça e diga coisas que, em circunstâncias mais tranquilas e racionais, nem sequer consideraria. Portanto, respirar fundo e lentamente, pelo abdômen, sinaliza ao seu corpo que tudo está bem, porque, se um tigre estivesse atacando, você teria tempo de respirar fundo e com calma? Essa atitude diz ao seu cérebro e ao seu corpo que não há nenhuma ameaça presente. Isso reativa o sistema nervoso parassimpático que, por sua vez, acalma o sistema límbico e permite que seu cérebro superior volte a assumir o controle. Se fizer isso em silêncio, por apenas alguns instantes, você abre espaço para ouvir o seu Eu Superior. Você sentirá alívio desde a primeira respiração. Porém, eu descobri que é respirando fundo quatro ou cinco vezes que os hormônios do meu corpo se dissipam e o Eu Superior volta a entrar em cena.

Você vai descobrir que, às vezes, para dar esses dois primeiros passos (PARAR e RESPIRAR), você vai precisar dar espaço e tempo reais para si mesmo. Dê uma desculpa simples e coloque uma chamada no modo de espera, se necessário, para que tenha oportunidade de parar e respirar. Esse truque eu aprendi inesperadamente um dia em que atendi o telefone no escritório. Um gerente que telefonava empreendeu um ataque imediato contra nossos procedimentos, além de esbravejar uma lista de razões para explicar por que que éramos tão incompetentes. Eu o interrompi no meu tom de voz mais educado e profissional e disse: "Desculpe, posso colocá-lo na espera por um instante? Preciso finalizar outra ligação para poder lhe dar toda a minha atenção. Ele se surpreendeu um pouco e gaguejou, "Hã... claro".

Não havia outra chamada. Eu o coloquei em espera e fiz uma respiração lenta e prolongada, enquanto definia minha intenção de ser uma boa interlocutora. Levou cerca de cinco ou dez segundos. Voltei para a ligação e disse: "Desculpe. Agora me diga como posso ajudá-lo". Eu já tinha me acalmado e ele também. Ele começou dizendo: "Olha, eu sei que a culpa não é sua, mas o problema é que..." Embora ele ainda estivesse contrariado, tivemos uma conversa civilizada e eu prometi investigar o que estava acontecendo e mantê-lo informado. Eu fiz o que prometi, gerando uma experiência positiva de serviço para ambas as partes ao remediar o problema. O que me deu essa ideia de colocar a chamada em espera? Intuição? O Eu Superior? Eu não sei, mas sou muito grata pela inspiração que tive naquele momento, porque possibilitou que nós dois nos reconectássemos com nosso cérebro superior e pudéssemos ter uma interação construtiva.

Num contexto parecido, uma grande amiga e colega de trabalho havia recebido uma crítica com relação ao seu temperamento. Ela me confidenciou que tinham lhe dito que ela precisava parar de ter explosões de raiva nas reuniões. Algumas semanas depois, estávamos juntas numa reunião cujo clima começou a ficar tenso. Eu podia sentir que ela estava começando a ferver de raiva e se aproximando do ponto de ebulição, então interrompi a reunião e disse: "Eu preciso muito de uma pausa de cinco minutos para ir ao banheiro. Tudo bem?" Quem poderia negar um pedido desse? Todos ficaram um pouco constrangidos enquanto eu saía rapidamente da sala de reuniões em direção ao banheiro. Mas, antes de sair, bati levemente no ombro da minha amiga e disse: "Pode vir comigo?" Ela sabia por que eu estava fazendo aquilo e me seguiu até o banheiro onde, depois de respirar fundo algumas vezes, me agradeceu profusamente por impedi-la de dizer algo que a colocasse em maus lençóis. Conversamos sobre como proceder em seguida e, quando voltamos à reunião, todos já tinham se acalmado e pudemos ter uma conversa agradável e chegar a um acordo com relação aos próximos passos do projeto.

Não fique constrangido nem seja orgulhoso demais para simplesmente pedir o tempo de que precisa. Ninguém vai dizer "não" se você pedir que espere um momento ou se pedir licença para ir ao banheiro. Você também pode pedir alguns minutos ou até mesmo alguns dias, se necessário, para refletir antes de responder a uma pergunta ou situação que esteja preocupando você. Essas ações aparentemente inconsequentes têm potencial para ajudar a fortalecer a sua musculatura espiritual.

Passo 3. PEDIR AJUDA (ao seu Eu Superior, a uma divindade, a outras pessoas!)

O terceiro passo é pedir ajuda. Talvez você não seja uma pessoa religiosa, acostumada a rezar, mas você não precisa acreditar em Deus para reconhecer que precisa de ajuda. Você pode perguntar ao seu próprio Eu Superior (pode chamá-lo de intuição ou orientação interior) ou até mesmo imaginar alguém em quem confie e que respeite, e pedir orientação a essa pessoa, num diálogo mental ("Ei, vovó, como você agiria nessa situação?"). Ao fazer isso, você abre um espaço em torno da sua reação habitual e pratica a humildade, reconhecendo a necessidade de mudança e aceitando que você pode não ter todas as respostas, pelo menos não nas dimensões a partir das quais costuma responder (o ego).

Se alguém da sua confiança estiver disponível, você pode pedir ajuda a essa pessoa. "Veja em que situação estou... (resuma tudo sem fazer drama, o melhor que puder). Qual seria a solução mais sábia e compassiva nesse caso?" É importante que você escolha uma pessoa que esteja disposta a ajudá-lo nesse processo de levantamento de peso. O ideal é que seja alguém que também esteja fazendo esse trabalho.

Às vezes, quando estou chateada e preciso liberar algumas reações do meu ego, eu estabeleço um acordo com a outra pessoa: "Preciso desabafar por alguns minutos. Fique de olho no relógio. Se eu desabafar por mais de cinco minutos, me interrompa". A lógica para isso é que qualquer benefício que você possa obter "desabafando" é ganho apenas nos primeiros minutos em que se extravasa. Depois disso, você está na verdade alimentando a sua ira. Esse limite de tempo também o manterá concentrado nos fatos, não na sua indignação, que gera comentários do tipo: "Não é inacreditável?!" ou "Quem ela pensa que é?". Seja num diálogo com um amigo ou com seu próprio Eu Superior, passe rapidamente para as seguintes perguntas: "Qual seria a atitude mais compassiva e sábia a fazer nessa situação? O que é amoroso para mim, para ele/ela e para os demais envolvidos?".

Por fim, um ponto muito importante a acrescentar: se você acredita em Deus ou num poder superior a quem dê um nome e que pertença à sua tradição de fé ou a alguma forma de espiritualidade, esse é o passo onde você pode inserir uma oração. Minha oração favorita inclui a solicitação "Me ajude!" Às vezes eu só penso nessa frase e nela consiste toda a minha oração. Às vezes, digo com mais profundidade: "Me ajude, meu Deus. Me ajude a saber qual a atitude mais amorosa a tomar nesta situação. O que posso fazer para obter o resultado melhor e mais benéfico para todos?". Se a fé é importante para você, o ato de rezar nesse momento pode trazer consigo um poder tremendo e ter um impacto tranquilizador sobre você. Mas, repito, não é necessário que você seja uma pessoa explicitamente religiosa ou se considere espiritual, pois mesmo sendo ateu você pode pedir orientação ao seu Eu Superior.

Passo 4. OBSERVAR-SE (corpo, coração, mente)

Agora que você ampliou seu espaço interior ao parar, respirar e pedir ajuda, pode começar a prestar atenção no que está acontecendo em você. Mais uma vez, isso pode parecer quase impossível em momentos acalorados, mas, à medida que pega o jeito, você vai conseguindo passar por esses passos muito rapidamente, até que eles se tornem um novo hábito. É importante, porém, dar a si mesmo a oportunidade de aprender como fazer isso.

Como mencionei no Passo 2, existem maneiras fáceis de dar a si mesmo uma pequena trégua num momento de tensão. Claro, há momentos em que isso não vai ser possível e, nesses casos, você pode usar o atalho descrito no Capítulo 11. Mas, se você puder reservar alguns instantes, passe por todos os nove passos e observe sua experiência; isso lhe dará um acesso mais profundo ao seu autoconhecimento e poder pessoal, em face das suas reações habituais. Queremos aprender a OBSERVAR três dimensões das nossas experiências: corpo, emoções e pensamentos.

Comece prestando atenção ao seu corpo. Você está tenso? Observe os seus músculos. Você está cerrando os dentes ou o punho? Ficando vermelho de vergonha ou sentindo um "bolo" no estômago? Você sente alguma dor no pescoço ou nas costas?

Em seguida, passe para o seu estado emocional. Você é capaz de nomear as emoções que estão surgindo (ansiedade, medo, raiva e assim por diante)? Dar nome a uma emoção é uma prática incrivelmente poderosa, pois atrelar um sentimento a uma PALAVRA leva você ao neocórtex, aos centros da lógica e da linguagem do seu cérebro. Agora a emoção se tornou um objeto para o qual olhar, não algo que "controla" você. Você passou a ocupar o banco do motorista.

Por último, volte-se para os seus pensamentos. Observe que tipo de pensamento você está alimentando e as maneiras pelas quais eles estão determinando ou ampliando o seu estado emocional. Nós tendemos a acreditar que as emoções "acontecem conosco", mas são "causadas pelos outros". Isso se evidencia no modo como falamos sobre as nossas emoções: "Ele me deixou de cabeça quente!" Na verdade (apenas com algumas exceções biológicas), as emoções são causadas pelas nossas interpretações do que está acontecendo no mundo exterior. Se interpretamos algo como uma ameaça, numa fração de segundo temos uma reação à ameaça. Isso geralmente acontece tão rápido que nem nos damos conta do que está se passando. Quando começamos a observar nossas emoções e examinar os pensamentos por trás delas, nos tornamos conscientes desse processo e podemos assim transferi-lo para o neocórtex, onde podemos trabalhar com elas. Podemos mudar nossas reações e, por fim, com a prática, não se aborrecer mais com as coisas que costumavam nos contrariar. Esse é o verdadeiro poder da inteligência espiritual: liberar gatilhos de raiva que não nos servem mais.

Para ilustrar o processo de observação, imagine o seguinte cenário: durante uma reunião, um colega de trabalho aponta um erro na minha apresentação, na presença do meu chefe. Posso sentir um calor no rosto, à medida que minha ira se intensifica. Eu cerro os dentes. Posso notar a preocupação, o constrangimento e a raiva se assomando em ondas emocionais. Certas suposições e conclusões surgem na minha cabeça: "Esse sujeito está contra mim. Está querendo meu cargo. Está querendo me prejudicar de propósito" e assim por diante. Nesse ponto do processo, eu não julgo minhas reações nem tento reprimi-las; apenas observo seu surgimento com a maior equanimidade possível. Eu poderia dizer a mim mesma: "Ah, lá vou eu outra vez... Sinto que está acontecendo, estou cerrando os dentes. Sinto raiva, constrangimento e preocupação. Estou interpretando isso como uma ameaça".

Passo 5. IDENTIFICAR e acolher as preocupações do ego

No cenário descrito anteriormente, o ego não está totalmente equivocado. Na verdade, o ego em geral detém um fragmento da verdade, mas esse fragmento tende a ser exagerado. O propósito do ego é manter você em segurança, sem se importar se vai fazê-la parecer a rainha do drama. Ele prefere exagerar do que reagir passivamente. Na lógica do sistema de luta ou fuga do ego, a reação exagerada não é problema algum, mas o oposto pode ser fatal. Então, qual dos medos do ego podem ser autênticos no cenário do colega de trabalho que aponta meu erro? Eu gosto de entrar totalmente na perspectiva do ego para ver do que ele tem medo e o que pode ser verdade, antes de começar a desacreditá-lo.

Vamos, portanto, examinar o ponto de vista do ego e permitir que ele encene "todo o drama" sobre suas preocupações. Não o filtre ainda. Olhe a situação pela perspectiva do ego. Sim, é possível que eu esteja parecendo uma tola na frente do meu chefe, mas essa não é a única preocupação do meu ego. Ele se sente envergonhado na frente dos meus colegas de trabalho, sente a necessidade de competir com o sujeito que apontou o erro e está preocupado com o risco de parecer incompetente ("Como deixei passar esse erro, se revisei três vezes!"). Nessa história eu poderia instantaneamente (e sem me dar conta disso) concluir que esse colega de trabalho tem a intenção de me fazer parecer uma péssima profissional. Presumo que ele esteja competindo comigo e que a minha derrota será uma vitória para ele. Se eu perguntar ao meu ego: "Do que você está me defendendo?" ou "Por que você está na defensiva?", ele poderia responder: "Estou defendendo você porque você trabalhou muito nisso e um erro de digitação não compromete em nada a recomendação que você está fazendo. Eu faço questão de que essa recomendação seja aprovada. E esse idiota pode estar nos prejudicando e não vamos conseguir essa aprovação. Isso não é nada bom! E você merece crédito pelo seu esforço. Você merece um bônus por esse trabalho. Não vou deixá-lo atrapalhar".

Observe que estou dando ao meu ego uma chance de falar comigo como uma voz distinta (ego), que se dirige a mim (Cindy). Essa é uma técnica de diálogo típica da Psicologia, na qual se permite que vozes separadas do eu travem uma conversa. Eu não sabia, quando comecei a praticar essa técnica, mas ela é uma poderosa ferramenta psicológica e espiritual para aumentar a consciência e o desenvolvimento pessoais. O diálogo entre você e o seu ego cria uma separação que é útil. Eu não sou meu ego; eu tenho um ego. O eu mais central, "Cindy", pode ouvir "a voz do meu ego". Eu posso então responder e dizer: "Muito obrigada. Sei que você está tentando nos defender. E você tem razão em se preocupar com essas coisas. Mas pode relaxar agora. Estou a par da situação e sei como resolvê-la. Pode deixar comigo". Eu uso, mentalmente, um tom de voz semelhante ao tom que usaria com uma criança assustada: muito amoroso, muito reconfortante. A versão mais sucinta que eu uso agora é: "Muito obrigada! Agradeço o aviso. Daqui em diante eu assumo, amigão".

Tratar o ego como um aliado é mais produtivo do que fazer dele um inimigo. No mundo espiritual, existe um ditado popular: "Aquilo a que resistimos persiste". Lutar contra o ego o coloca ainda mais na defensiva e o deixa ainda mais assustado, mais forte e menos propenso a se acalmar. Reconheça que ele está à serviço da sua totalidade, embora de forma hiperativa e propensa ao drama. Podemos amá-lo, apreciá-lo e ajudá-lo a se acalmar ouvindo o que ele tem a dizer. Descobri que essa é uma maneira extremamente útil de interagir com o ego, pois o amor funciona melhor do que o ataque.

Acho esse passo importante porque valorizo o sistema de alarme do ego. Ele é excessivamente dramático e desencadeado com facilidade, mas também é muito valioso, pois esse alarme contém informações que não devemos descartar. Só precisamos filtrá-las e lidar melhor com elas. Acolha a preocupação do ego como uma informação potencialmente útil e agradeça a ele por querer protegê-lo. Depois passe para o passo seguinte.

Passo 6. INVESTIGAR A FUNDO as causas básicas das preocupações do ego (Perguntar "Por quê?" cinco vezes ou mais)

No passo anterior, examinamos a camada superficial dos medos do ego, mas neste passo vamos examiná-los com mais profundidade: o que o ego teme na realidade? Eu vou lhe dar uma dica. De acordo com os psicólogos junguianos, o ego tem dois medos básicos: o abandono e a morte, por um lado, e a opressão e a perda de identidade (outra forma de morte), por outro.

Se, na infância, nossos responsáveis nos abandonassem porque os desagradamos ou por terem perdido o interesse em nós, teríamos literalmente morrido. Em comparação com outras espécies, a espécie humana tem um período incrivelmente longo de dependência entre pais e filhos. Essa é uma compensação em termos de sobrevivência, pois essa "infância prolongada" permite que nosso cérebro altamente complexo conserve por mais tempo sua plasticidade, possibilitando assim uma tremenda aprendizagem e adaptação, mas, por outro lado, também nos obriga a ser fisicamente dependentes de um cuidador num nível aterrorizante.

Nosso outro medo profundamente enraizado é ser oprimido ou devorado por outra pessoa. No filme *Psicose*, Norman Bates, o personagem masculino principal, tinha uma relação tão conturbada com a mãe que seu desenvolvimento foi interrompido. Ele não tinha um senso de identidade separado da mãe. Esse é o outro medo central do ego. Queremos ser amados, protegidos e cuidados, mas não queremos ser sufocados. O abandono psicológico e seu oposto, a perda da identidade, são ambos aterrorizantes para o ego.

Esses medos nucleares geralmente estão enterrados sob muitas outras "explicações" sobre o que nos aborrece. É preciso muito esforço para mergulhar até o medo central e depois "emergir" com uma perspectiva mais ampla, que libere o medo e retire de algo a capacidade de nos aborrecer. Embora essa etapa possa parecer de início desnecessária ou até tola, quando eu tento saltá-la, o aborrecimento tende a persistir. Portanto, recomendo que você não a desconsidere. Não dar importância a algo que o aborrece é tão inútil quanto cobrir uma ferida purulenta com um curativo. Precisamos abrir a ferida para vê-la à luz da consciência, pois só assim pode ocorrer a verdadeira cura e entendimento.

Agora vamos dar o passo seguinte. Depois de identificar as preocupações do ego, é preciso cavar um pouco mais fundo para encontrar suas raízes e compreender por que uma determinada situação tem um apelo emocional tão forte. Para fazer isso é preciso continuar perguntando ao ego: "Por que você tem medo disso? O que está acontecendo na realidade?". Isso funciona melhor se a voz do Eu Superior fizer as perguntas. Dirija-se ao ego como se ele fosse outra pessoa, talvez uma criança pequena que esteja aos seus cuidados e você tenta ajudar. Eu adoro visualizar um mentor sábio das minhas histórias favoritas fazendo ao jovem e ingênuo herói algumas perguntas (pense em Yoda ou Obi Wan Kenobi, de *Guerra nas Estrelas*, conversando com o jovem Luke Skywalker).

Continuando com o exemplo que dei anteriormente, no qual um colega de trabalho aponta meu erro, eu (a voz do meu Eu Superior) posso começar perguntando ao meu ego:

– Por que você está preocupado em parecer um tolo na frente do seu chefe?

A primeira resposta da voz do meu ego (que fala como um jovenzinho assustado ou zangado) poderia ser:

– Você não vê? Porque vai afetar a avaliação do meu desempenho! Vão considerar meu desempenho ruim.

Então pergunte novamente:

– Por que você está preocupado com isso? O que está em risco?

– Vou ter um aumento de salário menor do que eu esperava, um bônus menor, posso perder oportunidades de promoção.

– E por que você está preocupado com isso?

– Na melhor das hipóteses, não vou realizar todo o meu potencial. Talvez eu tenha que deixar a empresa para conseguir um cargo melhor. Na pior das hipóteses, eu poderia perder meu emprego se houver um corte de funcionários!

Pergunto outra vez:

– Por que você está preocupado em perder seu emprego?

Nesse ponto, pode parecer que as perguntas se tornaram tolas. Mas continue o processo.

– Se eu perder meu emprego, não posso pagar minhas contas.

– Por que você está preocupado com isso?

– Como assim? Você enlouqueceu? Vou perder minha casa se não conseguir pagar a hipoteca.

– Por que você está preocupado com isso?

– Além da humilhação total? Não vou ter onde morar!

Em um certo ponto, você provavelmente vai começar a rir ao reconhecer que o cenário que seu ego está imaginando é ridículo e altamente improvável. Mas o mais importante é reconhecer que esse cenário improvável é de fato o que está impulsionando as respostas do ego. E é por isso que a reação dele a um acontecimento insignificante, como alguém apontando um erro de digitação numa apresentação, tem uma carga emocional tão forte e desproporcional, em comparação com a ameaça real. Você vai aprender a reconhecer isso por meio das lentes do seu neocórtex e do seu Eu Superior.

Lembre-se, o ego é projetado para mantê-lo seguro e ele vê uma ameaça de morte em cada pequeno detalhe. O problema é que ele passa com muita facilidade de um alerta menor para um alarme de guerra nuclear. Cabe a nós gerenciar o comportamento do nosso próprio sistema límbico, levando esse mecanismo de interpretação habitual para o espaço aberto do nosso cérebro superior. Assim que me acalmo, o que pode ocorrer quando faço essas perguntas, meu neocórtex volta a entrar em ação e começa a vetar ou calibrar as preocupações do ego. Sim, eu posso ficar constrangida com meu erro, mas provavelmente na proporção da ameaça real. Como veremos no passo a seguir, não posso presumir que meu colega de trabalho "esteja contra mim". Não é provável que eu perca meu emprego por causa desse erro nem sofra uma queda significativa na avaliação do meu desempenho. E mesmo que essa avaliação seja afetada, eu não vou morrer por causa disso. Dar rédea solta ao drama só pioraria a situação e me faria gaguejar pelo resto da apresentação. Por isso preciso me acalmar e colocar meu neocórtex e meu Eu Superior no comando do processo de escolher como me comportar. Quando o ego se sente ouvido e vê que seus medos são visíveis, o Eu Superior pode criar um panorama mais sábio. Meu Eu Superior, e o seu, é mais sereno e sabe de tudo isso instintivamente. Na verdade, até questiona se eu de fato estava mal desde o princípio.

Depois que identificou a causa raiz dos medos do ego, você pode passar do medo mais profundo para o mais superficial com esse ponto de vista mais equilibrado. É provável que eu morra por isso? Não. É provável que eu perca a minha casa por isso? Não. É provável que eu perca o meu emprego por causa disso? Não. É provável que isso afete perigosamente a minha avaliação de desempenho? Não. Estou constrangida? Sim, mas até isso é opcional. Eu controlo o modo como reajo a isso. Tudo depende de como interpreto a situação. Agora vejo as coisas de cima, da perspectiva do

Eu Superior. Nesse passo, eu descubro que pelo menos cinquenta por cento do problema se dissipa e, às vezes, ele se dissipa por completo.

Agora que acolhemos as preocupações do ego (Passo 5) e investigamos a fundo os medos dele, que vão até o receio da morte ou do abandono (Passo 6), podemos passar para o Passo 7: ver a situação com novos olhos.

Passo 7. REENQUADRAR (Ver com novos olhos: os olhos da compaixão e da sabedoria)

"Reenquadrar" significa simplesmente perguntar a si mesmo: está acontecendo alguma coisa aqui de que não estou me dando conta? Como eu poderia ver essa situação de maneira diferente?

Meu passatempo é pintar paisagens em aquarela. Costumo me basear em fotografias de belos entardeceres, flores, montanhas e rios. A princípio, eu tentava reproduzir o que estava na fotografia. Como técnica de aprendizagem isso foi bom, mas as pinturas eram apenas medianas. À medida que aprendia com vários professores, eu me dei conta de que brincar com a perspectivas produzia quadros muito mais interessantes. Comecei a escolher uma parte interessante da pintura e alterar as proporções para atrair o olhar do espectador para a área que para mim era mais importante e mais valiosa naquele momento. Eu posso "contar uma história" com meu pincel e nós podemos fazer o mesmo com as "pinturas" que criamos na nossa mente. Quando interpretarmos uma situação, estamos contando uma história sobre ela, como se criássemos um filme interior, com personagens principais e secundários. A cada um deles atribuímos motivações, desenvolvemos um enredo e determinamos o rumo que a história vai tomar. Muitas vezes é uma história do bem (eu) contra o mal (eles), com várias histórias secundárias de aliados e inimigos. Nós criamos essas histórias e acreditamos nelas. Mas muitas vezes nos esquecemos de que fomos nós que as criamos! Acreditamos que as criamos assim porque as coisas são assim na realidade e acreditamos que o aborrecimento que deriva dessas histórias é um resultado inevitável e lógico. "Qualquer um que estivesse no meu lugar se sentiria assim." Essa é a voz do ego falando, não a voz do Eu Superior. O Eu Superior sabe que podemos "ver com novos olhos".

À medida que trabalhamos com o reenquadramento, aprendemos a:

- Ver que criamos a história, ou seja, a interpretação desse evento.
- Reconhecer que estamos sofrendo em consequência da história que criamos.
- Compreender que podemos "descriá-la"; ou seja, podemos decidir que não gostamos dela e não a queremos mais. Podemos eliminar as partes que são falsas. Às vezes digo ao meu ego: "Desculpe, mas essa história está incompleta. Há outras coisas acontecendo que você não está levando em conta. Deixe essa história para lá".
- Escolher uma nova história, um novo ponto focal que nos capacite no nível mental.
- Deixar que essa nova história toque o nosso coração de um modo transformador e nos permita perdoar com tanta rapidez que pode pareça algo surpreendente, quase espontâneo.

A tendência usual do ego é culpar os outros e eximir-se de qualquer responsabilidade. Desafie a escalada de conclusões que seu ego está ocupado em fazer e reserve um momento para considerar outras possibilidades. Para continuar usando nosso exemplo, o ego interpretaria automaticamente um colega de trabalho que aponta um erro na frente do seu chefe como um ataque. Aqui estão algumas "histórias alternativas", ou reenquadramentos, que demonstram o início da empatia/compaixão pelo ponto de vista do colega de trabalho.

- Talvez ele seja simplesmente uma daquelas pessoas que se preocupam com os detalhes, que vê erros e se sente compelido a corrigi-los. Ele não tem más intenções, só é um pouco perfeccionista por natureza.

- Talvez ele sinta que o erro pode influenciar certas decisões e ter um impacto negativo sobre a empresa.
- Talvez o erro esteja relacionado à sua área de responsabilidade e ele sinta que pode pegar mal para ele.

Qualquer uma dessas explicações pode ser uma razão legítima para a atitude do seu colega e ter essas múltiplas interpretações em mente coloca você numa posição de mais sabedoria. Você percebe que talvez, apenas talvez, essa história possa ter mais matizes do que você imaginou a princípio.

Podemos ir mais longe e reenquadrar a história para vê-la de uma perspectiva ainda mais ampla, respondendo a esta pergunta: O que seria necessário para EU ter essa mesma atitude com outra pessoa? Agora, o ego geralmente se rebela contra essa pergunta e diz: "Eu nunca faria isso!". Aqui é onde temos que respirar fundo, nos acalmar e pedir ao nosso Eu Superior que nos ajude a ver isso de forma diferente. Gosto de me lembrar de que, se *qualquer* um de nós faz algo, *todos nós poderíamos* fazer a mesma coisa em circunstâncias idênticas. Não se distraia se perguntando o que isso significa no caso de ditadores e genocidas; trataremos disso depois. Por enquanto, vamos usar o mesmo exemplo do colega de trabalho para fazer uma pergunta com dois níveis de dificuldade: no nível mais básico, o nível do principiante, perguntamos: por que eu faria ao meu colega de trabalho o mesmo que ele acabou de fazer comigo? A resposta do nível iniciante tende a "me dar razão" por apontar o erro. Aqui estão alguns exemplos:

- "Bem, se eu deixar esse erro passar, isso pode dar prejuízo à empresa."
- "Se o erro não for apontado agora, Joe terá problemas depois. Eu, na verdade, estou tentando proteger meu colega."
- "Esse erro faz parecer que minha equipe não cumpre suas tarefas, quando, na verdade, é o contrário. Eu estava protegendo minha equipe."

Suponho que você tenha entendido a ideia. Cada uma dessas respostas do nível iniciante me exime da responsabilidade pela minha intromissão e até me glorifica por ela. Agora, como seria no nível avançado?

No nível avançado, levamos a questão mais a fundo. Presumimos que as nossas intenções não sejam as mais nobres. O que nos levaria a fazer isso? Será que somos capazes de reconhecer nossas próprias motivações ocultas e menos nobres? Aqui estão alguns exemplos para reconhecer que, às vezes, meus comportamentos têm motivações nada louváveis.

- Posso corrigir a outra pessoa na frente do chefe porque estou com ciúmes dela.
- Posso atacar meu colega de trabalho porque tive um dia ruim, várias coisas deram errado e algumas pessoas gritaram comigo. Por isso descontei nele, pois estava sentindo raiva e frustração, e precisava de um bode expiatório.

O processo que descrevi é obviamente longo e você pode não ter tempo para segui-lo naquele exato momento, no meio da reunião, enquanto as pessoas esperavam pela sua resposta. Mas o ato de ao menos considerar que pode haver outra interpretação já é um grande passo. E à medida que você aprender a valorizar esse passo, descobrirá que isso naturalmente o leva à contemplação do nível avançado. Como o reenquadramento é uma habilidade muito importante, vou me aprofundar ainda mais nessa prática nos próximos capítulos.

Passo 8. FOCAR em algo pelo qual ser grato

O que eu quero focar? O ego sempre se concentra no que está errado. Ele tende a sentir pena de si mesmo ("Pobre de mim, veja como me tratam!") ou culpar os outros ("É por isso que essa equipe vai tão mal; são todos uns egoístas!"). Nosso Eu Superior suspende o julgamento, não atribui culpa a ninguém, não acredita em más intenções, nem começa a fazer drama. Ele avalia o que está ocorrendo de maneira muito mais objetiva e neutra. E o mais importante, o Eu Superior pode ver o lado bom de uma situação. Ele pode ver "o bem que existe no mundo".

Voltando à pintura em aquarela, há outra analogia útil nesse exemplo. Um professor me ensinou uma vez uma maneira fantástica de transformar uma pintura medíocre num quadro genial: procure na pintura o que esteja bom. Para isso, convém colocar no quadro um *paspatur* pequeno. Por exemplo, se a pintura foi feita numa tela de 56 por 76 centímetros, ao emoldurá-la você normalmente colocaria um *paspatur* que cobrisse talvez meio centímetro de cada lado, deixando à mostra praticamente toda a pintura. Mas, se você emoldurar a pintura dessa maneira, ela pode ficar entendiante ou até medíocre. Pode ser que ninguém queira comprá-la ou pendurá-la na sala. Portanto, experimente fazer o seguinte: use um *paspatur* de 20 por 25 centímetros ou outro tamanho um pouco menor e observe a pintura em segmentos. Que parte dela está boa? Geralmente algum segmento da pintura se destaca. "Uau! Isso está ótimo! Se eu apenas retocar um pouco, ficará fantástico." Você encontra a melhor parte da pintura e descarta o resto! Assim você se concentra no que é bom, como deve fazer também com as histórias que contamos a nós mesmos.

Quando o ego é o diretor, ele tende a buscar as partes mais dramáticas e conflituosas da história, o que está ruim, quem é mau e quem é o culpado. Mas, quando o Eu Superior está no comando, ele procura encontrar o que está certo, o que há de bom em todas as pessoas e em todas as partes desse conjunto de circunstâncias. Ele procura algo pelo que ser grato.

Isso nem sempre é fácil. E requer alguma sabedoria e equilíbrio. Esse passo não consiste em ignorar informações relevantes. Se alguém está de fato tentando prejudicá-lo (não é apenas especulação), não adianta negar essa verdade. Mas, na maioria das vezes, as pessoas estão apenas sendo elas mesmas e nós estamos criando nosso próprio sofrimento contando histórias excessivamente dramáticas. Sendo assim, em que eu poderia ter me focado em nosso exemplo com o colega de trabalho? A princípio, me ocorrem algumas alternativas:

- Ser grata por ter recebido uma crítica com elegância e tranquilidade, corrigir meu erro na apresentação em questão e seguir adiante.
- Ser grata pelas pessoas que estão atentas o suficiente para ouvir, ler e perceber um erro (em vez de dormirem durante a minha apresentação!)
- Ser grata por meu chefe ser uma pessoa compreensiva, focado no que realmente importa.
- Ser grata pelo meu colega de trabalho ter tendências perfeccionistas. Elas são importantes em seu trabalho e a empresa está melhor graças a isso.
- E... Sou sempre grata pela chance de praticar minhas habilidades de levantamento de pesos espirituais!

Mais uma vez, vamos explorar essa habilidade com mais detalhes no próximo capítulo. Por ora, apenas saiba que enfocarmos algo pelo qual somos gratos é uma bela maneira de pôr em prática o passo do Reenquadramento. No Passo 7, vemos outras formas de interpretar a situação. No Passo 8, vemos algo pelo qual devemos ser gratos.

Passo 9. ESCOLHER uma resposta espiritualmente inteligente

Por fim, o passo mais importante é escolher uma resposta espiritualmente inteligente. Uma resposta que não provenha das reações fundamentadas no instinto de sobrevivência do ego, mas na sabedoria do Eu Superior. A resposta pode ser algo tão pequeno quanto dizer "obrigado" e seguir em frente, imperturbável. É algo mínimo, sim, mas faz toda a diferença do mundo.

Aprender a dar esses passos pode produzir resultados surpreendentes, e você não precisa de nenhum treinamento ou conhecimento especial para colocá-los em prática. Além disso, você pode começar de imediato: quando fechar este livro, ao descer do ônibus ou sair do metrô e ao ir para casa com sua família. Pratique esses passos nas situações com forte carga emocional que você vive todos os dias: quando sua sogra lhe faz uma visita, quando seu chefe não se comporta de forma razoável, quando sua filha adolescente desafia a sua autoridade. Você pode conseguir, um passo de cada vez. E, pode acreditar, o impacto que isso terá vai surpreendê-lo, pois vai melhorar a sua autoconfiança e a confiança naqueles que estão ao seu redor. Ser capaz de mudar seu modo de agir num momento acalorado, quando o trem do seu ego estiver ganhando força e arrastando você para fora da estação, é a essência da inteligência espiritual e pode ser um momento decisivo na sua vida.

Capítulo Dez

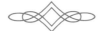

A Inteligência Espiritual no Dia a Dia

"Queremos ser os poetas da nossa vida,
sobretudo nas coisas mínimas da vida diária."

— Friedrich Nietzsche, *A Gaia Ciência* (1882)

O desenvolvimento da inteligência espiritual, em todas as suas muitas facetas e expressões, é um projeto de crescimento que leva a vida toda. Mas, como venho explicando, também é algo que se pode colocar em prática todos os dias e ver resultados imediatos nas situações mais desafiadoras, frustrantes ou que estejam presas a velhos padrões de hábito.

Projetei o processo de nove passos descrito no capítulo anterior para colocar a inteligência emocional em prática diariamente na minha própria vida e depois para oferecê-lo às pessoas que procuravam a minha ajuda. No entanto, embora eu acredite que todos esses nove passos sejam importantes e devam ser praticados sempre que possível para impulsionar o desenvolvimento da inteligência emocional em longo prazo, também estou consciente de que não posso esperar que a maioria das pessoas se lembre ou implemente o processo em momentos de raiva ou crise repentina. Por isso, criei um atalho mais prático para o uso diário. Essa versão de quatro passos é mais fácil de memorizar, pois tem um acrônimo que forma a palavra

D-O-C-E (O que poderia ser mais apropriado, já que a doçura é uma das qualidades do nosso Eu Superior?), e abrange as partes mais essenciais do processo de nove passos, condensando-os da seguinte maneira:

D = **Detenha-se** – interrompa o antigo padrão de hábito. Respire. Peça a ajuda do Eu Superior ou reze.

O = **Observe** o que está acontecendo. Dê um passo para trás e recorra à sua mente observadora e capaz de testemunhar os fatos.

C = **Compreenda** que a situação é maior do que pode abarcar o seu entendimento habitual. Veja através dos olhos das outras pessoas.

E = **Encontre** uma resposta mais amorosa (sábia/cheia e compaixão), mesmo que seja "Eu telefono depois para continuarmos a falar sobre esse assunto".

Eu ensino esses passos em muitos dos meus treinamentos corporativos. Numa aula, trabalhei com um grupo de enfermeiras e, para ajudá-las a se lembrar dos passos, dei a cada uma delas um cartãozinho enumerando os nove passos de um lado e o atalho D-O-C-E do outro. Cerca de uma semana depois, uma das participantes do treinamento me contou a seguinte história: Depois da aula, ela voltou para o seu posto de trabalho e uma colega com quem sempre entrava em conflito começou a gritar com ela. "Minha resposta habitual seria gritar também", ela me contou. "Mas eu estava com o seu cartão na mão e só me detive. Apenas disse a mim mesma para respirar e observar o que estava acontecendo. Fiquei ali segurando o seu cartão e não gritei. Desacelerei e escutei. Me senti tão orgulhosa de mim mesma!" Essa é a rapidez com que você pode começar a praticar esses passos "no calor do momento". Não é preciso mais do que alguns segundos para parar, respirar fundo e optar por reagir de uma forma melhor. Acompanhei essas duas colegas de trabalho nos meses que se seguiram. Ambas receberam o treinamento e cultivaram um relacionamento totalmente novo, mais produtivo e amistoso. Isso facilitou a vida delas e colaborou com o trabalho em equipe.

Neste capítulo, eu gostaria de contar algumas histórias de como esse processo pode ser aplicado com facilidade e eficácia em situações cotidianas. Revisar um informe de uma avaliação SQ21, participar de um *workshop* sobre inteligência espiritual ou conversar com um orientador certificado de SQ21 sobre seus problemas ou preocupações pode trazer benefícios tanto em curto quanto em longo prazo. Às vezes tenho o privilégio de ficar sabendo que um certo exercício ou reflexão fez diferença na vida de alguém. Vou contar alguns desses relatos para que você possa ver que pequenas mudanças podem trazer grandes recompensas à sua vida. Espero que essas histórias o inspirem e incentivem a começar a agir com mais inteligência espiritual hoje mesmo.

Passar do Ego para o Eu Superior por Meio do Reenquadramento

No nosso treinamento, falamos sobre a importância de desafiar as interpretações que normalmente fazemos dos acontecimentos e vê-los com novos olhos. Agora analisaremos como aprofundar nossa prática dessa habilidade, descrita no Capítulo 11, mas antes vou ilustrar seu poder com uma história. Nas minhas aulas, sempre conto aos meus clientes um relato muito comovente extraído de *Os Sete Hábitos das Pessoas Altamente Eficazes*, em que Stephen Covey descreve como ele foi surpreendido com sua percepção nova e mais amorosa de uma situação envolvendo crianças barulhentas e irritantes.

Eu contei essa história num treinamento com um grupo de enfermeiras. Algumas semanas depois, uma delas me disse que, depois da aula, ela saiu do hospital e tomou o metrô para voltar para casa. No vagão, havia um casal com um filho pequeno. A criança não parava de gritar. Ela disse que sua reação normalmente seria julgar os pais por não controlar o filho. Então ela se lembrou da história de Stephen Covey em que ele tinha julgado de maneira parecida um homem que deixava os filhos correrem à vontade pelo vagão do metrô, até descobrir que as crianças tinham acabado de perder a mãe. Essa nova informação mudou completamente a maneira de ela ver a situação. Relembrando essa história diante de uma situação tão semelhante, a enfermeira interrompeu seu pensamento habitual proveniente do ego e ativou seu eu observador. Essa atitude corresponde ao D e ao O do atalho D-O-C-E. Ela observou com mais atenção e viu que havia um curativo sob a blusa da criança. Ela viu a angústia no rosto dos pais, se inclinou na direção deles e disse: "Sou enfermeira. Será que eu poderia ajudar?" Os pais explicaram que a criança tinha acabado de fazer uma pequena cirurgia e que eles tinham de passar numa farmácia para comprar a medicação para a dor, pois era evidente que o efeito da medicação ministrada no hospital já tinha passado. A enfermeira contou que compreendeu imediatamente a situação de forma diferente (o C do atalho D-O-C-E). O coração dela se enterneceu pela criança e sua raiva passou. Ela deu à família a ajuda e o apoio que estavam ao seu alcance e foi para casa com o coração aberto, em vez de um ego contraído e aborrecido. E ela tinha ajudado aquela família. A emoção que ela sentia era resultado da técnica simples de Deter-se, Observar e Compreender antes de agir. A partir desses três passos, ela foi capaz de dar um quarto passo: Encontrar um modo de agir com amor.

Quando me perguntam qual é a diferença entre a inteligência emocional e a espiritual, eu normalmente digo que a inteligência emocional nos ajuda a lidar melhor com os contratempos, mas, quando estamos empenhados em desenvolver nossa inteligência espiritual, a mudança é mais profunda. Nós nos libertamos de muitos gatilhos capazes de ativar a raiva, que passam a parecer triviais ou tolos. Poupamo-nos de aborrecimentos desnecessários e isso torna a nossa vida muito melhor.

Questões sobre as quais refletir: Pense numa pessoa que o irrita. Que "história" seu ego conta sobre as motivações ou o caráter dessa pessoa? Que suposições você está fazendo? É possível que a versão da realidade do seu ego seja parcial ou totalmente incorreta? Se você puder ver a situação com "novos olhos", por meio do seu Eu Superior, como se sentiria?

Fortalecer a inteligência espiritual e sustentar a fé nos momentos mais difíceis: seu sistema de apoio espiritual

Outro exercício que costumo usar em meus cursos enfoca os sistemas de apoio espiritual. Ele é projetado para ajudar as pessoas em várias habilidades: escutar e agir a partir do seu Eu Superior (Habilidades 4 e 13), comprometer-se com seu crescimento espiritual (Habilidade 12) e sustentar a fé em tempos difíceis (Habilidade 15). Pedimos aos participantes que peguem uma folha de papel em branco, desenhem um círculo e coloquem o próprio nome dentro do círculo. Ao redor desse círculo, pedimos que desenhem símbolos que representem todas as suas fontes de apoio espiritual. Podem ser atividades (por exemplo, jardinagem, leitura, canto ou atividades religiosas ou espirituais), pessoas (amigos, parentes, professores), lugares que frequentam (a praia, espaços sagrados) e outras coisas (como animais de estimação). Eles depois fazem certas perguntas, como quantas fontes de apoio espiritual eles têm e se estão bem equilibradas. A conversa é útil e a maioria das pessoas adiciona mais ideias à sua lista, à medida que ouvem umas às outras. Elas também descobrem diferentes maneiras de encontrar apoio espiritual, fazer caminhadas ou correr (para diminuir as vozes do ego e suas perturbações) até praticar meditação e ficar em contato com a natureza. E esse apoio pode ser encontrado através de canais que antes elas não reconheciam dessa maneira.

Numa ocasião, uma mulher se mostrou tão falante depois desse exercício que me chamou a atenção. Começou a contar piadas e a conversar tanto que até incomodou um pouco o grupo. No final do dia, ela perguntou se podia agendar um horário para falar comigo. Nos encontramos cerca de uma semana depois. Ela se sentou na minha frente e me contou, aos prantos, quanto o curso tinha significado para ela. Disse que estava fazendo piadas naquele dia para não romper em lágrimas. Isso porque ela havia tido uma revelação devastadora aquele dia. Havia se dado conta de que a única coisa que ela tinha na vida era o trabalho. Ela ignorava a família, os amigos e todas as outras fontes de apoio espiritual. Entendeu que era por isso que estava se sentindo tão exausta e à beira de um esgotamento nervoso. Ela queria mudar. Conversamos sobre coisas que ela poderia fazer de forma diferente. Meses depois, eu a vi novamente e ela estava sorrindo e feliz. Mal podia esperar para me contar que tinha feito ajustes significativos no seu tempo e energia e como aquilo tinha sido maravilhoso. A vida dela estava muito mais completa. Aqueles que trabalhavam com ela também comentaram comigo que houve uma mudança positiva em suas relações de trabalho. E ela relatou que estava mais próxima da filha agora. Ao ver que não tinha um sistema de apoio espiritual, ela criou um e, a partir daí, floresceu.

Questões sobre as quais refletir: Qual é o seu sistema de apoio espiritual? Você tem meios diferentes de encontrar apoio, sustento e renovação? Quantas organizações ou pessoas o ajudam a aumentar sua inteligência espiritual?

Comportamento sábio e compassivo: estabelecer limites saudáveis

Como discutirei em profundidade no próximo capítulo, a pergunta que norteia a minha vida é: "O que o amor faria?" Essa é uma pergunta que faz muito sentido, pois se comportar com grande inteligência emocional é se comportar com amor (sabedoria e compaixão). Saber qual é a coisa mais amorosa a fazer nem sempre é fácil. Para desenvolver a inteligência emocional e colocá-la em prática em situações cotidianas, temos que estar dispostos a olhar profundamente para as nossas próprias motivações e suposições.

Com a minha pergunta norteadora principal, aprendi a me perguntar: "A quem estou ajudando na realidade?". Essa pergunta eu aprendi nos meus primeiros anos de terapia. Percebi que, nos relacionamentos, muitas vezes estamos imersos numa forma de autoengano fundamentada no ego. Aqui está um exemplo: Seu filho de 7 anos, Tommy, chega em casa da escola e diz que tem de entregar um trabalho de escola no dia seguinte, mas tinha se esquecido. Ele está chateado, talvez até choroso. Você corre para ajudar. Vocês dois vão à papelaria, compram uma cartolina e papeis coloridos, cola e outros materiais, e fazem o trabalho juntos. Pronto! Fizeram um cartaz explicando que o queijo é feito de leite. Uma pequena parte de você se pergunta: "Foi a coisa certa a fazer?". Ah, você perdeu algumas horas de sono, mas pelo menos Tommy está feliz, o professor vai ficar satisfeito e você se sente uma mãe dedicada e carinhosa. Mas quem você estava realmente ajudando? Tommy ou você mesma? Agora imagine que seu filho tenha 17 anos em vez de 7. Você correria para ajudá-lo? Ou o deixaria sofrer as consequências de um mau planejamento, mesmo que isso fosse prejudicar a média dele na escola, o que por sua vez afetaria a possibilidade de ele entrar na faculdade que escolheu? O que você faria se ele estivesse no primeiro ano da faculdade e o mesmo acontecesse? Imagino que você já tenha identificado um padrão.

Admito que sou uma dessas pessoas que têm uma tendência para socorrer os outros. Resgato animais perdidos ou abandonados. Adoto cães que precisam de um lar. Muitas vezes sinto o desejo de resgatar pessoas que mal conheço. Mas aprendi que resgatar nem sempre é o mesmo que ajudar. Vi pela primeira vez o mal que causamos quando resgatamos jovens adultos quando escrevi meu primeiro livro, *Grown-Up Children Who Won't Grow Up*[41], com meu amigo, o dr. Larry Stockman. Larry me ensinou que os pais que vivem salvando os filhos de suas más escolhas criam adultos incompetentes. Essas "crianças adultas" podem se comportar com um senso medíocre de responsabilidade, podem ficar gravemente deprimidas ou ser muito manipuladoras (ou tudo isso ao mesmo tempo). É claro que não era a intenção dos pais criar essas características em seus filhos. O problema é que eles fizeram suas boas intenções a partir de uma suposição equivocada: "Bons pais não deixam que os filhos falhem". E todos nós queremos que nossos amigos e vizinhos nos vejam como bons pais, não é mesmo? É por isso que ver nossa própria visão de mundo com clareza (Habilidade 1) é muito importante. Nós também precisamos ouvir a voz do nosso ego e distingui-la da voz do nosso Eu Superior (Habilidade 5).

Larry me perguntou um dia, quando eu estava sentindo o desejo de resgatar alguém, a quem eu estava ajudando. Ele me ajudou a ver que era eu quem estava sentindo incômodo e queria me sentir melhor. Resgatar a pessoa eliminaria o *meu* incômodo. Eu estava ajudando a mim mesma. A outra pessoa poderia ficar agradecida no momento, mas, na realidade, eu podia estar causando um mal a ela. A pessoa a quem resgatei podia continuar acreditando em algo como: "Eu não posso fazer isso por mim mesmo. Sou um fracasso". Isso é amor? Quem estou ajudando? Eu precisava estar disposta a lidar com o meu próprio incômodo e dizer "não" se quisesse ser amorosa com essa outra pessoa. E, por fim, essa também seria uma atitude mais amorosa comigo também. Se eu continuasse seguindo esse padrão negativo de resgate, estaria reagindo aos medos do meu ego. E eu estaria mantendo a outra pessoa dependente de mim, ao mesmo tempo em que também me ressentia dela por precisar ser resgatada. Enquanto o ego se esforça para aliviar meu incômodo, pode criar mais incômodo para mim no futuro e para aqueles que estou "ajudando". Ainda tenho que tomar cuidado com essa voz do meu ego, que quer aliviar meu incômodo a curto prazo e me incentiva a resgatar alguém que está lutando para conseguir algo.

Muitos de nós passamos por essa situação. Eu vejo muito isso em pessoas com cargos de chefia. Um funcionário está perdendo um prazo e o chefe intervém e o resgata. O que o funcionário aprendeu? Se se tratasse de uma crise real, como uma morte na família, o funcionário poderia ter aprendido algo bom, como "meu chefe me apoia quando as coisas estão indo mal". Mas, se a causa for a preguiça do funcionário ou um padrão de procrastinação, o funcionário está aprendendo que usar desculpas e histórias de vitimização para que o chefe possa bancar o "herói" é uma boa estratégia. O chefe pode se sentir heroico e poderoso no momento, mas, com o tempo, é exaustivo e impede o chefe de se concentrar em seu valioso trabalho. Esse comportamento de resgate não está beneficiando nem a empresa, nem o chefe nem o funcionário. Então, como as pessoas boas conseguem cair nessas armadilhas?

A terapia familiar sistêmica oferece um modelo que explica a armadilha do ego em que muitas vezes caímos. Ela diz que, em qualquer interação disfuncional (eu diria que em qualquer interação imatura, fundamentada no ego), temos alguém ou alguma coisa fazendo o papel de "perseguidor", alguém que representa o papel de "herói" ou "socorrista" e alguém que está fazendo o papel de "vítima". Nós todos tendemos a ter um papel favorito. Algumas pessoas gostam de bancar a vítima. Por quê? Porque elas assim inspiram simpatia, recebem a ajuda dos outros e não se sentem responsáveis. Algumas pessoas gostam de representar o papel de herói. Por quê? Elas recebem elogios e se sentem poderosas e úteis. A maioria de nós não se veria como o perseguidor, mas eu posso me identificar com esse papel. Há momentos em que eu falo maldosamente sobre outra pessoa e, se ela estava na sala ou escutou o que eu disse, vai se sentir perseguida por mim.[42] Eu recebo uma gratificação do ego ao desempenhar esse papel de perseguidor, porque me sinto "superior" à pessoa que estou julgando e de quem disse coisas negativas.

Aprendi o poder dessa pergunta no curso da minha própria vida. Ao oferecer treinamento e consultoria num contexto de inteligência espiritual, em que estabelecemos que o objetivo é se comportar com amor (sabedoria e compaixão), faço aos meus clientes a mesma pergunta: "A quem você está ajudando, na realidade?". Muitas vezes vejo olhos se arregalarem quando percebem que estão ajudando a aliviar seu próprio incômodo, antes de mais nada. Então a pergunta seguinte é: "Como faço para romper esse padrão?" e "Como posso dizer não a essa pessoa?". Aqui está a importância de estabelecer limites com amor, não com raiva. Podemos brincar um pouco e desempenhar o papel de maneira ERRADA (isso é sempre um pouco divertido e libertador, além de aliviar a tensão). Sugiro que as pessoas deixem o ego sair do controle por um instante. Digamos que você esteja preso na armadilha do salvador. Como você diria a "John", com toda maldade e raiva provenientes do ego, que você não vai resgatá-lo desta vez? Então imaginamos cenários absurdos como os seguintes:

- Eu o surpreenderia com a notícia de que não vou resgatá-lo de novo.
- Eu não diria a ele por que mudei de ideia nem explicaria por que é importante para seu sucesso pessoal e para o sucesso da empresa que ele aprenda a andar com as próprias pernas.

- Eu diria isso a ele em público.
- Eu esperaria até que fosse tarde demais para ele resolver o problema por si mesmo.
- Eu o ridicularizaria ou o menosprezaria por falhas anteriores.
- Eu usaria uma linguagem corporal que deixaria claro que ele me causa indignação.

Às vezes, deixar o ego "sair do armário" por um tempo pode nos ajudar a ver como NÃO fazer algo. Então podemos seguir adiante e perguntar o que o Eu Superior faria. Qual é a coisa mais amorosa a fazer nessa situação? E é bastante óbvio que o chefe deveria fazer o inverso de tudo o que descrevemos.

Questões sobre as quais refletir: Quem você gostaria de resgatar? Quem ou o que você gosta de culpar quando se sente vitimizado? Com quem você gosta de gritar quando está com raiva? Em cada um desses casos, você pode ver que essa é a voz do ego lhe recomendando uma atitude defensiva que não é amorosa nem para você nem para a outra pessoa?

Como usar a inteligência emocional para motivar mudanças profundas

Certa vez, um vice-presidente sênior de recursos humanos me perguntou: "O que diferencia o que você faz do que outros orientadores e consultores fazem? Por que a SQ21 é diferente ou melhor do que trabalho de fortalecimento das equipes ou o desenvolvimento das lideranças?". Minha resposta foi: "Chegamos a estruturas de construção de significado mais profundas. Aproveitamos as aspirações mais nobres das pessoas. E, a partir daí, elas se sentem motivadas a mudar. As intervenções mais clássicas ou tradicionais tendem a motivar as pessoas usando conversas estimulantes e programas de incentivo, metas corporativas e promessas de promoções. A SQ21 oferece a possibilidade de que as pessoas possam viver e se tornar como seus próprios heróis e modelos espirituais. Isso lhes dá motivos pessoais muito mais poderosos para a mudança do que as intervenções mais convencionais". Como o vice-presidente respondeu? Ele só disse: "Concordo com você".

A prática cotidiana da SQ21 depende de que você desperte e cultive esse motivo profundo dentro de si mesmo. Ilustrarei como aproveito esse desejo para "ser a versão mais elevada de mim mesma", apresentando dois exemplos de dois tipos diferentes de pessoa. Vou chamá-los de Jarod e Sonya. (Para proteger a privacidade dos meus clientes, cada um desses personagens é uma combinação de qualidades inspirada em indivíduos reais, mas não pretende representar ninguém em particular). Os problemas que enfrentam são alguns dos que vejo com mais frequência. Cada um deles representa uma "postura" ou perspectiva da vida que atualmente está bloqueando o desenvolvimento de sua inteligência espiritual. Esses dois personagens representam duas "abordagens espirituais" contrastantes, que observo muitas vezes em pessoas boas que estão tentando fazer um bom trabalho. São casos onde o ego adotou uma linguagem que parece espiritual, que faz com que as pessoas acabem sendo pouco eficientes e infelizes, pois estão sendo impulsionadas por um ego defensivo. No entanto, em cada caso, com uma pequena mudança de perspectiva, elas são capazes de ver um caminho mais saudável, que as levará adiante.

Jarod: O herói nobre, defensor dos desamparados

Jarod é um nome masculino, mas esse personagem também poderia ser uma mulher. Jarod tem medo de ser humilhado ou maltratado, medo que se remete à sua primeira infância. Ele acredita na ideia de defender causas perdidas e confronta autoridades sempre que sua integridade é desafiada. O mecanismo de defesa do seu ego é completamente compreensível. Também é evidente que opera abaixo do seu nível de consciência. Em outras palavras, ele é levado pelos seus hábitos de comportamento. Seu ego está sempre na defensiva, como um lutador de rua sempre com os punhos levantados, à espera de alguém que "duvide da sua palavra" ou o menospreze. Quando você está perto dele, a impressão que tem é de que ele é o tipo de homem com quem ninguém quer ter problema. Ele tem o hábito de interromper quem fala. Também gosta de contar piadas e, por várias razões, é um cara muito simpático.

Jarod estende essa vigilância a outras pessoas, inclusive quando não pedem a ajuda dele. Ele não demora para defender qualquer um que pareça menos poderoso com relação àqueles que estão no poder. Pelo lado positivo, isso o levou a trabalhar com paixão como voluntário numa cozinha comunitária do seu bairro. Ele se esforça muito para arrecadar dinheiro e obter doações de alimentos para manter a despensa do local bem abastecida e às vezes substitui o motorista quando é preciso levar as refeições preparadas para idosos. Ele assiste às sessões da Câmara Municipal para expressar sua opinião sobre os cortes orçamentários para esses programas. As organizações sem fins lucrativos com as quais ele trabalha como voluntário lhe concederam prêmios, que ele exibe com orgulho em seu escritório.

Pelo lado negativo, ele recebeu recentemente um informe de desempenho do seu supervisor, que assinala seu temperamento explosivo e sua tendência a se distanciar dos colegas de trabalho. Ele é considerado hipócrita e valentão. Seu chefe pediu que ele soubesse ouvir mais e se comprometesse mais com o trabalho, e ele respondeu que precisa de ajuda porque o problema se tornou muito sério para que ele possa resolver sozinho. O chefe reconhece que Jarod é um funcionário muito produtivo, mas o preço do seu estilo agressivo está ficando tão alto que a empresa não está mais disposta a tolerar.

Jarod desqualifica a opinião do supervisor: "O que você esperava?". Ele está quase orgulhoso do *feedback* negativo que está recebendo, pois sente que não deve agradar os que estão no poder. Se gostassem dele, isso significaria que ele estava "se vendendo para o sistema" e o sistema, do seu ponto de vista, "fede". A história que ele conta a si mesmo é a de que as empresas vão bem porque os ricos defendem os interesses dos ricos e os poderosos, os interesses dos poderosos. Assim, ele não consegue ver seu melhor trunfo – seu desejo de fazer o que é certo pelos que não podem fazer por si –, o que inerentemente tem como resultando classificações de desempenho cada vez mais baixas por parte da administração.

Jarod sabe que precisa do seu salário e, na realidade, não odeia sua empresa. Mas também não quer sacrificar seus valores. Acredita que vive uma vida nobre e, na terminologia da SQ21, acredita que esteja vivendo a partir do seu Eu Superior. Mas ele está mesmo?

Eu diria que o ego de Jarod ainda está no comando. O ego se oculta por trás de histórias que parecem nobres para pôr em prática suas intenções fundamentadas no medo. Jarod está preso na gratificação egoísta de "ser o herói". Um terapeuta diria que Jarod resgata os outros para curar um passado onde ninguém o resgatou.

Aqui há um problema, é evidente. Heróis só têm pessoas para resgatar se houver vítimas. Isso significa que o ego tem que encorajar outras pessoas a serem "vítimas desvalidas", para que ele possa desempenhar seu papel. E vítimas nesse processo precisam ter um perseguidor, alguém ou algo que eles possam culpar pelos seus problemas. O herói então intervém e salva as vítimas do perseguidor (o sistema, o chefe, um colega de trabalho, o cliente exigente etc.). Esse ciclo mantém vivo o drama.

Como capacitadora, eu primeiro aprecio o que é maravilhoso em cada cliente. Jarod está comprometido com a missão de ser um bom ser humano. Eu poderia dizer a Jarod que admiro seu desejo de proteger e servir aos outros e logo lhe perguntaria o que o motiva a ser assim. E ele provavelmente me contaria belas histórias sobre o valor da justiça para todos e a igualdade. Eu poderia incentivá-lo a fazer uma lista de todos esses valores. Eu leria essa lista em voz alta para ele. Perguntaria se ele sente que essa é uma maneira de demonstrar seu amor por outros seres humanos. Ele possivelmente se sobressaltaria com a palavra "amor", mas é provável que dissesse que sim.[43] Assim começaríamos uma conversa sobre o que é o amor.

Como mencionei antes, um princípio espiritual comum a várias tradições, a Regra de Ouro, normalmente é expressa da seguinte maneira: "Trate os outros como gostaria de ser tratado". Eu perguntaria a Jarod se ele está de acordo com essa regra e ele provavelmente diria que sim. Depois eu perguntaria: "Como você escolhe um presente de aniversário para alguém que você ama?". Jarod diria que escolheria algo que a outra pessoa gostaria de receber. Eu poderia perguntar se ele já ouviu a história do marido que adorava pescar e deu um barco de presente de aniversário à esposa, que não gostava de pescar. Jarod talvez risse de alguém tão focado em si mesmo que achasse uma ótima a ideia dar um barco a uma esposa que não gosta de pescar! Poderíamos imaginar o marido que deu esse presente dizendo: "Bem, querida, você sempre diz que gostaria de passar mais tempo comigo. Agora podemos passar mais tempo juntos pescando!". Eu pediria a Jarod para me dizer o que poderia estar errado na escolha desse presente. Jarod salientaria corretamente que o marido escolheu algo que ele queria, sem considerar os desejos da esposa.

Jarod e eu discutiríamos que há um milhão de maneiras de darmos "barcos" aos nossos entes queridos, colegas de trabalho e amigos. Nós damos a eles o que achamos que gostaríamos na mesma situação. Em seu papel de herói/protetor, Jarod confunde a outra pessoa com a criança ferida dentro dele, que seu ego ainda está tentando proteger. Dependendo da profundidade dos problemas da criança ferida, eu poderia sugerir a Jarod que ele fizesse terapia para tentar resolvê-los. Ao ver a situação "com novos olhos", Jarod agora estaria mais aberto a ver seus próprios comportamentos de resgate como comportamentos de quem dá um "barco a quem não gosta de pescar".

Eis a aplicação ideal da Regra de Ouro. Às vezes ela se modifica um pouco e é chamada de Regra de Platina: "Trate os outros como eles tratariam a si mesmos". Em outras palavras, não compre um barco para sua esposa se ela detesta pescar. Dê a ela o que ela gostaria de receber. Isso requer que nos coloquemos no lugar do outro (Habilidade 7: Consciência da Visão de Mundo das Outras Pessoas). Eu diria que "não causar nenhum mal" é um limite básico. Mas se o seu hábito de cuidar de sua criança interior ferida protegendo outras pessoas está estimulando comportamentos de codependência e vitimismo nelas, ninguém sai ganhando. Nem você, nem elas, nem a empresa.

Com esse aprendizado, Jarod poderá iniciar uma jornada que lhe dará espaço para desenvolver sua inteligência espiritual durante o resto da sua vida. Com sorte, Jarod sentirá compaixão por essa parte de si mesmo que quer ser o herói e proteger as pessoas, mas agora poderá distinguir a intenção dos meios hábeis. A intenção de ajudar é nobre, mas sem uma implementação hábil dessas intenções, ele estará obtendo resultados indesejáveis e criando uma situação de ganhar/perder com seu chefe.

Nós gostaríamos de pôr em prática sua nova visão de mundo e suas recém-adquiridas habilidades por meio de vários exemplos em que tivemos a oportunidade de atuar como o "velho Jarod" e falar sobre como o "novo Jarod" ou o Eu Superior de Jarod gostaria de responder. Ao fazer isso, estaríamos reconhecendo suas nobres intenções – o desejo de ajudar e proteger – e colocando-as sob a orientação do Eu Superior, em vez de atenderem ao chamado do ego temeroso (Habilidades 5 e 13). Desse ponto de vista, ele poderá ver como se mostrar de verdade como uma pessoa compassiva, sábia e pacífica, que faz uma diferença sustentável no mundo (Habilidade 19). E, no processo, ele poderia aprender a escutar os outros e trabalhar bem em equipe, a favor de um objetivo comum (Habilidade 18). Ele seria considerado menos como um valentão e mais como um companheiro de equipe. E poderia melhorar seu nível de desempenho e ser o belo ser humano que sempre quis ser.

Sonya: a pacificadora

Sonya é uma alma gentil, que adora conviver bem com as pessoas. (Assim como Jarod, Sonya representa muitos clientes e pode ser um homem ou uma mulher.) Ela valoriza muito a harmonia e evita conflitos sempre que possível. Seu medo é que possam não gostar dela. Ela aprendeu quando criança que as coisas funcionam melhor quando ela tenta agradar todo mundo. Suas maneiras de fazer as pessoas gostarem dela incluem desviar--se do seu caminho para agradar as pessoas (como levar rosquinhas no escritório toda sexta-feira), fazendo mais do que pode para ajudar os outros no trabalho ou cedendo quando não deveria ceder. Essa é a defesa do seu ego dominante. Seu ego sente que a está protegendo, mas, em longo prazo, deixou Sonya ressentida. Ela sente que ninguém a valoriza ou retribui sua ajuda, nem faz um esforço para conseguir o que ela deseja.

Ela sempre tem que cuidar dos outros e se sente cansada, triste e vitimizada. No entanto, ela racionaliza, dizendo a si mesma que seu caminho é um "caminho nobre", de serviço ao próximo.

Nesse caso, Sonya poderia buscar a ajuda de um conselheiro ou terapeuta. Ela está exausta e desanimada e quer saber o que está fazendo de errado. Como fizemos com Jarod, o objetivo é primeiro reconhecer os pontos fortes e as nobres intenções dela. Esclarecer seus valores melhora sua autoestima à medida que começamos a discutir quem ela quer ser e como quer se mostrar. Ela deseja ser amorosa, isso fica claro desde o princípio. E quer fazer "a coisa certa", não o que é fácil. Ela não gosta de pessoas preguiçosas ou egoístas, que a fazem perder as estribeiras.

Falamos sobre com quem ela se comporta de maneira amorosa. Como ela expressa carinho e preocupação? Ela demonstra amor por si mesma? Como faz isso? Nesse processo, o tema de se sacrificar para se manter a salvo (ser querida) acaba vindo à tona. Logo abordamos o extenso tema de estabelecer limites com amor. Trouxemos à luz suas próprias crenças limitantes (Habilidade 1) e vemos que elas entram em conflito com seu propósito de vida (Habilidade 2) e valores (Habilidade 3).

Ela fez a avaliação SQ21 e recebeu uma pontuação baixa em complexidade de pensamento. Inicialmente ficou chateada com isso. À medida que discutíamos as perguntas e suas respostas, ficou claro que ela estava disposta a "seguir as regras a qualquer preço". Peço que ela nomeie seus heróis espirituais e ela diz que são Martin Luther King Jr., Gandhi e Nelson Mandela.

Quando pergunto o que ela admira neles, ela responde que todos fizeram do mundo um lugar melhor através da não violência. Em seguida, eu pergunto se seus heróis sempre quebraram alguma regra e vejo um momento de "revelação" no rosto dela. Ela reconhece que eles de fato quebraram regras, mas só porque estavam se orientando por princípios elevados e pelo amor e o Eu Superior. Defendiam a justiça social e a desobediência civil de forma não violenta. Ao examinar mais de perto os exemplos das pessoas que ela mais admirava, ela observa que a aquiescência cega aos pedidos das outras pessoas é o modo como ela "segue as regras", mas Sonya agora é capaz de ver que existem outras opções.

Por exemplo, conversamos sobre como estabelecer limites sólidos de maneiras não violentas, seguindo o exemplo de Gandhi. Gandhi inspirou Martin Luther King Jr. e Nelson Mandela. O Eu Superior de Sonya escolheu aqueles heróis porque eles apontavam a direção que ela queria seguir. Eles poderiam ser guias que a instruiriam sobre como estabelecer limites com amor. Ela aceita que precisa aprender a ouvir a voz do seu Eu Superior (Habilidade 5), agir a partir dele (Habilidade 13) e amar as pessoas de forma saudável (Habilidade 19). Ela se orienta pela pergunta "O que Gandhi faria?", e com o tempo desenvolve mais complexidade de pensamento (Habilidade 4). Ela muda suas suposições sobre como o mundo funciona (Habilidade 1) e se torna uma pessoa mais calma e centrada (Habilidade 20). A partir desse dia, as mudanças são graduais, mas constantes.

Em seu muito apreciado *best-seller The Road Less Traveled*, M. Scott Peck escreveu que o amor "é a vontade de estender o próprio eu com o propósito de alimentar o próprio crescimento espiritual ou o de outra pessoa".[44] Essa definição fez todo sentido para mim. Ele diz que o amor não é um "sentimento", como "se apaixonar", nem tampouco é carência. Às vezes confundimos "eu preciso de você" com "eu te amo". Luxúria ou necessidade também não são amor. O amor, ele aponta, é uma escolha que fazemos, um ato de vontade. Significa fazer o que é correto para alguém, mesmo que você não goste dessa pessoa. Fazer a coisa certa, mesmo que não seja a coisa mais fácil a fazer. E o amor alimenta o nosso próprio crescimento espiritual, assim como o da outra pessoa. Portanto, o amor não é autodestrutivo. Ele é um acordo em que todos ganham, quando visto da perspectiva correta. Às vezes pode parecer um sacrifício, mas é provável que seja a voz do ego querendo se fazer notar. No final, quando agimos a partir desse tipo de amor, todos saímos ganhando. O amor me alimenta e alimenta as outras pessoas. Portanto, temos que ter isso em mente quando analisamos como aplicar a inteligência espiritual em nossa vida. Onde está o acordo em que todos ganham? Se houver três pessoas envolvidas, onde está esse acordo? "Vencer" nesse contexto não significa fazer todo mundo feliz. Significa fazer o que é certo – amar – a cada pessoa e a nós mesmos. Às vezes, a coisa mais amorosa que podemos fazer é dizer "não" a alguém. Sony exemplifica a necessidade de aprender a dizer "não".

Conheço muitas pessoas como Sonya e vi vários momentos comoventes de "revelação" quando os clientes conectaram seus heróis espirituais com a solução dos seus dilemas pessoais. Eles encontraram uma motivação interior profunda para fazer a mudança que mais lhes servia e que também serviria àqueles que amam e com quem trabalhavam.

Agora que você já ouviu essas histórias sobre os benefícios da avaliação SQ21, no Capítulo 11 abordaremos os exercícios mais populares e poderosos que ensino às pessoas para um "levantamento de peso espiritual" completo. Você pode começar a desenvolver a sua própria inteligência espiritual hoje mesmo. Por que esperar?

Capítulo Onze

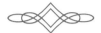

Três Exercícios para Impulsionar o Desenvolvimento da Inteligência Espiritual

"A verdadeira viagem de descoberta não consiste em procurar novas paisagens, mas em ter novos olhos."

— Marcel Proust, *A Prisioneira*

O levantamento de peso espiritual, assim como sua contraparte física, é um processo complexo que envolve muitos músculos diferentes. Assim como você não iria à academia, dia após dia, só para exercitar um bíceps, não espere que qualquer prática ou exercício seja suficiente para desenvolver sua inteligência espiritual. Existem muitos exercícios e práticas para construir sua força espiritual e cultivar suas habilidades.[45] Mas alguns exercícios são fundamentais, pois servem para desenvolver o equivalente espiritual de um centro forte. Neste capítulo, compartilho três exercícios que foram muito úteis no meu próprio desenvolvimento e no meu trabalho com os clientes:

1. Faça uma pergunta orientadora
2. Reenquadre a situação
3. Desenvolva uma atitude de gratidão

Esses exercícios são projetados para apoiar sua inteligência espiritual em geral, mas especialmente a capacidade de ouvir e agir a partir do seu Eu Superior, de apreciar a sua visão de mundo e a dos outros, de viver de acordo com seus valores e de se comportar com sabedoria e compaixão, mantendo uma presença centrada e pacífica (Habilidades 1, 3, 5, 7, 13, 19 e 20).

É preciso uma prática disciplinada para tornar a inteligência espiritual uma realidade. No Capítulo 9, vimos os nove passos para passar do ego para o Eu Superior. Meu trabalho consiste em dar *workshops* de um dia inteiro sobre esses nove passos, onde compartilho exercícios úteis para cada passo. Obviamente, não podemos aprofundar tanto esse assunto num único capítulo, mas os exercícios de alto impacto que apresento a seguir são aqueles que você pode fazer por conta própria.

Exercício 1: Faça uma pergunta orientadora

Definir uma intenção para a minha vida e para cada dia da minha vida é uma parte crucial do meu próprio processo de "GPS interior". Se eu não sei onde é o meu "norte verdadeiro", não posso avançar nessa direção. Meu "norte verdadeiro" é o amor. Minha maior intenção é que eu quero expressar inteligência espiritual, o que significa que eu quero agir com amor (sabedoria e compaixão). Quando estou confusa e chateada, preciso de algo simples e fácil de lembrar. Por isso, minha "pergunta orientadora" nos momentos difíceis é: "O que o amor faria?" Isso me orienta para a minha intenção: demonstrar amor em tantos momentos quanto possível. Portanto, inicio o processo de nove passos (ou o atalho de quatro passos, em situações de muita pressão). Pratico o mantra "Pare, Respire, Ore" e trabalho para mudar.

Para algumas pessoas, a pergunta orientadora pode ser: "O que Jesus faria?", ou algo mais pessoal como: "O que papai faria?". Vamos encontrar uma pergunta que funcione para você.

Pegue uma folha de papel em branco e trabalhe nos itens A a D a seguir.

A. Quem são os seus heróis?

Anote os nomes que lhe ocorrerem. Quando você pensar sobre isso, considere quais seres humanos, vivos ou mortos, fictícios ou reais, você mais admira. "Admirar" é a palavra-chave. Você pode perguntar: "Com quem eu mais gostaria de me parecer?", ou "Quem são os modelos espirituais que mais procuro?". Se você tiver apenas um nome, tudo bem. Se tiver dois ou mais, tudo bem também.

B. Faça uma lista dos traços de caráter ou comportamentos que o levaram a admirar essa(s) pessoa(s).

Você não precisa discriminar os traços de caráter ou comportamentos por pessoa (se tiver duas ou mais pessoas na sua lista). Basta fazer uma relação das características que mais admira nelas em geral.

C. Circule até três desses traços, que para você sejam as "características mais importantes".

Se você perceber um tema surgindo (por exemplo, muitos dos traços apontam para uma qualidade central como a compaixão), você pode resumir o tema.

D. Faça um primeiro rascunho de sua pergunta orientadora, completando a frase a seguir: "O que _____ faria?".

Você pode inserir o nome de um de seus heróis ou o tema ou característica ou valor mais importante que lhe ocorreu com esse exercício.

Este é um grande começo. Para aplicar isso em sua vida, continue do E ao G, a seguir.

E. Se você tiver um cartão de visita com o verso em branco (ou um pedaço de papel com um tamanho equivalente), escreva a pergunta no verso desse cartão e carregue-o na carteira, no bolso ou no carro por uma semana. Olhe para ele periodicamente. Melhore-o à medida que se sentir motivado a fazer isso.

F. Depois de conviver com essa ideia por uma semana e sentir que já tem certeza de que esse é o seu "norte verdadeiro", comece a se fazer essa pergunta sempre que se sentir chateado. "O que _____ faria?" Observe se ela evoca a voz do seu Eu Superior e o ajuda a ver que seu ego pode estar levando você numa direção que o afasta do seu norte verdadeiro. Não fique bravo com seu ego (não ajuda o processo). Apenas observe. E, se possível, opte por se voltar na direção que seu Eu Superior parece estar sugerindo.

G. Aperfeiçoe este processo ao longo do tempo com o apoio da prática e da experiência. Nossos passos iniciais consistem muitas vezes em simplesmente fazer o *oposto* de tudo o que o ego diz. Isso pode ou não ser a melhor coisa a fazer numa situação. Observe aqueles momentos em que você está agindo com sabedoria e compaixão (QS elevado) em vez de apenas reagir na direção oposta da voz do ego. Você pode dizer como se sente e com que habilidade lida com a situação. Não desanime. Quando tentamos algo novo (como andar de bicicleta) normalmente cometemos erros, caímos e esfolamos as mãos e os joelhos. Faz parte do processo. Nada disso é desperdício de tempo se aprendermos com os nossos erros. Você pode ter feito a coisa certa e simplesmente ainda não ter destreza; você pode precisar de prática. Ou pode ter feito uma escolha que ainda não era uma escolha do Eu Superior, porque só estava tentando reagir contra a ideia do ego. Entre em sintonia com sua sabedoria interior e divida a situação em partes, de maneira lógica, para descobrir quais outras opções você pode ter deixado de perceber. Use as práticas de reenquadramento descritas a seguir para ajudá-lo nesse processo de aperfeiçoamento. Eu, pessoalmente, acredito que, diante de qualquer circunstância, jamais deixarei de tentar descobrir: "Será que havia uma opção mais amorosa?".

O principal aqui não ser perfeccionista ou ficar preso a análises. Eu sempre recorro à minha pergunta orientadora, como uma intenção que levo a sério. Quero melhorar continuamente, mas procuro demonstrar compaixão por mim mesma – pelas minhas próprias imperfeições – nesse processo.

Exercício 2: Reenquadre a situação

Expanda o Coração e a Mente com o Reenquadramento: O que é e por que isso é importante

O termo "reenquadramento" vem da Psicologia. É uma metáfora de que "enquadramos" uma situação assim como emolduramos uma imagem. Quando levamos uma pintura à loja de molduras, o técnico nos ajuda a selecionar uma moldura e o acabamento. Estamos à procura de uma moldura e acabamento que valorizem a pintura, apresentando-a da melhor forma possível. Isso significa que a combinação da moldura com o acabamento precisa ser compatível com as cores da pintura: especialmente as cores que gostamos de contemplar. Portanto, se eu quiser que os tons azuis do oceano sejam ressaltados, porque eu os valorizo, posso optar por essa cor de azul no acabamento que seleciono.

Fazemos a mesma coisa com a nossa mente. Enfocamos as histórias e interpretações de que gostamos. E "enquadramos" histórias para enfatizar as nossas próprias interpretações.

Veja este exemplo comum: imagine que Evelyn esteja passando por um divórcio. O que você acha mais provável que aconteça quando a melhor amiga dela perguntar como ela está?

A. Ela vai dizer à amiga que está sendo muito difícil para o ex-marido morar sozinho. Que ele sente falta da agitação diária com as crianças. Que ele se sentiu distante dela por muito tempo. Que ele se sente um fracasso e agora anda bebendo demais e saindo com outras mulheres.

B. Ela vai dizer à amiga que se sente solitária e que o marido está brigando com ela para ficar com a guarda dos filhos. Ela conta que ela é os filhos estão muito tristes e que isso a deixa com mais raiva do marido. Ela explica que seu advogado está tentando chegar a um acordo com o advogado do marido, mas que ele está sendo irredutível. A amiga fica do lado dela e concorda que o marido e o advogado dele estão sendo uns idiotas.

C. Embora seja evidente que ela está triste, Evelyn conta os fatos à amiga sem atrelá-los aos sentimentos que ela tem sobre eles e assume toda responsabilidade pela interpretação que está dando aos acontecimentos e que pode não ser a mais correta. Ela chora no ombro da sua melhor amiga, a única que ela permite participar do seu processo de luto, sem que por isso exagere as coisas ou adicionar sua própria perturbação ao relato. Evelyn volta para casa mais tranquila, menos zangada e mais capaz de deixar que os filhos expressem seu luto.

A maioria de nós estaria mais inclinado para a resposta "B", e a maioria dos nossos bons amigos, num esforço para serem solidários, se sentiriam tentados a "ficar do nosso lado" e contra nosso cônjuge. Os divórcios são geralmente experiências dolorosas e precisamos de amigos para nos ouvir extravasar a nossa dor. Não há nada inerentemente falso sobre a perspectiva de B, contanto que Evelyn a veja como uma interpretação. Estar sem o cônjuge em casa é um fato. Estar "sozinha" tecnicamente não é um fato (seus filhos estão em casa com ela), mas "se sentir sozinha" é a expressão de um sentimento de solidão. Esses sentimentos são normais e devem ser processados abertamente em vez de enterrados. As crianças provavelmente estão tristes, como a maioria das crianças estaria nessa situação. Parece que ela está culpando o marido por "entristecer" os filhos, o que é uma interpretação/defesa do ego para jogar a culpa no outro. Seria mais verdadeiro dizer que a situação é difícil e que eles estão tristes por isso, e talvez até com raiva dos pais. E esses sentimentos também são compreensíveis.

Podemos afirmar que se trata de interpretações se perguntarmos: "Será que o marido vê a situação assim também?", ou "Qualquer observador objetivo acharia "evidente" que a tristeza das crianças é culpa do marido?". Como a resposta a essas perguntas é não, podemos afirmar que a posição que Evelyn está mantendo é claramente uma interpretação dela.

O ego simplifica demais, dramatiza demais e interpreta as coisas de maneira a nos manter "seguros" (ou seja, sem culpa). O problema é que, quando atribuímos a culpa, não apenas somos potencialmente imprecisos, mas também abrimos mão do nosso poder. Se é por "culpa do pai" que as crianças estão tristes, então a solução implícita é ele "voltar para casa, mudar quem ele é, ser o tipo de pessoa que eu quero que ele seja e o tipo de pai que eu quero que ele seja; só então as crianças ficarão felizes".

Estes são os tipos de interpretação que eu estou fazendo, você está fazendo, nós todos estamos fazendo. Por que é importante saber disso? Porque, depois que NOS RESPONSABILIZAMOS pelas nossas interpretações, podemos escolher uma nova interpretação e reenquadrar a situação através de novos olhos. E nessa ESCOLHA existe um poder enorme. Veja a seguir alguns exemplos de diferentes interpretações.

Histórias do ego imaturo	Reenquadrar para ver com os olhos do Eu Superior
Impulso ou hábito – as histórias e interpretações vêm facilmente à mente.	Hesito em fazer interpretações precipitadas (a menos que uma ação imediata seja necessária). Eu assumo que "não sei o que o fato significa". E mantenho a incerteza (mente aberta) enquanto contemplo as informações e as várias interpretações possíveis.
Concentro-me no que a OUTRA pessoa(ou pessoas) fez de errado. Ou em como o mundo é injusto. NÃO procuro ver o que eu (ou nós) fiz para contribuir com o problema.	Considero provável que todos os envolvidos tenham contribuído para a situação, inclusive olhando para ver como eu posso ter criado essa situação (talvez contribuído até mais do que os outros).

Histórias do ego imaturo	Reenquadrar para ver com os olhos do Eu Superior
Vejo apenas as coisas ruins que resultaram disso. Me encho de emoções negativas: medo, raiva, preocupação, tristeza, desesperança, vingança, ciúmes etc.	Procura ver de forma imparcial, os ganhos e as perdas. Que dádivas essa situação pode trazer? Mesmo que a situação seja horrível, ela pode resultar em algo bom. Procure encontrar emoções positivas, como esperança, gratidão, empatia, compaixão etc.
Quer "justiça" no sentido de se vingar – mesmo que seja falando mal da pessoa, em vez de agredi-la fisicamente.	Procura primeiro reenquadrar e sanar a situação (um presente que damos a nós mesmos) antes de buscar a reconciliação ou outras soluções.
A raiva motiva a ação. O sistema límbico domina. O neocórtex (funções cerebrais superiores) pode ser sequestrado ou estar apenas a serviço da raiva. QI baixo ou mal direcionado. Baixo QE e QS. Processos de pensamento ESTREITOS.	Onde estou estagnado mental e emocionalmente. Se o tempo permitir, eu corrijo meu eu interior antes de agir. Depois trago inteligências múltiplas para enfrentar a situação. O QI se envolve junto com o QE e o QS (sabedoria e compaixão, tranquilidade interior). Os processos de pensamento se AMPLIAM.
Viés de confirmação em pleno andamento: só busco informações que confirmam a minha opinião negativa sobre essa pessoa e a minha própria interpretação dos acontecimentos. Eu me recuso a ver ou reconhecer informações que vão contra o meu ponto de vista. Fico chateado quando as pessoas tentam pôr em dúvida as minhas suposições habituais. (Você está comigo ou contra mim?)	Procuro informações (principalmente as que podem ir contra as minhas suposições e interpretações habituais). Eu sinto alívio ao desafiar as minhas suposições antigas.

Histórias do ego imaturo	Reenquadrar para ver com os olhos do Eu Superior
Eu me recuso a assumir a responsabilidade pelo problema ou situação. É sem dúvida culpa de outra pessoa ou apenas "aconteceu".	Eu sinto ALÍVIO quando descubro elementos Que indicam que eu criei o problema ou ajudei a criá-lo. Isso porque, quando me responsabilizo pela minha participação na criação do problema, posso fazer uma nova escolha com mais sabedoria. Eu posso "descriar" a situação, ou pelo menos não criá-la novamente com outras pessoas. E cada vez que eu aprendo algo, AGRADEÇO pela sabedoria e compaixão que ela me trouxe.
Baixo QF ou inteligência física: o corpo é inundado por hormônios nocivos, devido à ativação crônica do sistema nervoso simpático (sistema de luta ou fuga). O sistema imunológico é afetado. Pressão arterial alta, pulso acelerado e respiração rápida e superficial. Músculos tensos, mandíbula apertada. Pode haver problemas digestivos como resultado, assim como perturbações do sono.	QF mais alto: Tempo mínimo no sistema de luta ou fuga. Reativação consciente do sistema nervoso parassimpático. Normaliza-se a pressão arterial etc. O corpo fica mais centrado, assim como a mente. Saúde não comprometida.

Presumindo que você esteja convencido do valor do reenquadramento, como você faria isso? As duas técnicas que funcionam melhor para mim são: criar histórias alternativas e me colocar no papel do "vilão". Eu costumo colocar isso em prática nessa ordem, pois criar histórias alternativas é mais fácil e estimula a minha capacidade de me colocar no papel de "vilão".

Técnica 1: Crie Histórias Alternativas

Pense num cenário que provavelmente será perturbador para o seu ego. Pode estar relacionado ao trabalho ou pode ser algo mais genérico. Reserve um momento para pensar num cenário com que você se identifique. Talvez um incidente com um colega no escritório; talvez uma pessoa que esteja impedindo a fila do supermercado de andar; talvez um pai que não controle seus filhos, como no exemplo do capítulo anterior. Para ilustrar como o reenquadramento funciona na prática, aqui está um exemplo genérico:

> Imagine que você esteja voltando do trabalho para casa. Está cansado, pois foi um dia estressante. Você mal pode esperar para chegar em casa, comer alguma coisa e relaxar em frente à TV com sua família. Você está numa autoestrada e de repente começa a chover tão forte que você mal consegue ver através do para-brisa do carro, mesmo com os limpadores na velocidade máxima. Como não consegue ver muito bem a sinalização, você diminui a velocidade e os outros carros também. Você consegue ver as lanternas traseiras dos carros na sua frente, mas não muito mais do que isso. Você pensa em parar no acostamento, mas não consegue ver muito bem onde ele termina e fica preocupado com a possibilidade de acabar num barranco ou entre as árvores. Você está tentando decidir o que fazer quando de repente vê algo na sua frente que o faz frear violentamente e virar o volante para a esquerda. O carro derrapa sem controle até parar de repente. Você se vê fora da estrada, com as duas rodas da frente do carro dentro de uma vala de drenagem. O para-choque do carro está na água, mas os pneus traseiros ainda estão fora da vala. Você abre a porta do carro e sai. Seus sapatos afundam até o tornozelo na lama. A chuva está caindo em seu rosto. Um trovão ecoa no céu e você se sobressalta. Depois se vira para ver o que diabos fez seu carro sair da autoestrada e se dá conta de um engavetamento de quatro carros.

Depois de imaginar o seu cenário, assuma de modo deliberado a "voz do ego contrariado" e invente todas as histórias negativas que puder. Se ajudar, imagine que você é algum personagem desagradável que conhece da televisão ou de algum filme ou livro. Quando tentamos ouvir essas vozes pela primeira vez, pode ser divertido e útil ter um amigo ou parceiro para fazer o exercício conosco. Desse modo, durante todo o processo você se sentirá seguro, porque será impessoal e o tratará como se estivesse escrevendo roteiros para algum personagem de ficção egocêntrico ou imaturo, que você conhece da televisão ou da vida real (sem nomes, por favor!).

Esse exercício pode realmente ser muito divertido. Quando faço isso em *workshops*, os alunos ficam em polvorosa. Depois de cerca de dez minutos, peço a eles que compartilhem o que escreveram. Aqui estão algumas histórias típicas de "ego contrariado", que as pessoas podem compartilhar em resposta ao cenário que descrevi:

- Por que eu? Esse tipo de coisa só acontece comigo! Ter um péssimo dia de trabalho já não era o suficiente? Um cara/uma garota não pode simplesmente ir para casa e relaxar?
- Quem são esses idiotas que arruinaram o meu dia?
- Quem posso processar? Alguém vai pagar pelo estrago no meu carro. E os meus sapatos também! E o terno novo? Está arruinado. Eu vou chamar meu advogado.
- Isso é ótimo, porque... eu sou advogado! Vou distribuir meus cartões. Alguém vai processar um desses motoristas com certeza!
- Motoristas idiotas... se eles não sabem dirigir direito, não deveriam dirigir numa autoestrada. Veja todos os problemas que eles causaram!
- E agora, o que vou fazer? Quem vai pegar as crianças na escola? Como faço para arranjar um guincho nesta tempestade? Vai demorar horas até eu conseguir um.
- Essa maldita tempestade não poderia ter esperado mais 25 minutos? Eu já teria chegado em casa.

- Ah, que maravilha! Isso arruinou o meu dia! Além do mais, não tenho seguro porque aquele corretor idiota não fez a apólice a tempo. Agora vou ter que ficar sem carro. E com essa chuva, vou pegar um resfriado, faltar ao trabalho e ter problemas com meu chefe. A vida é uma porcaria mesmo...

Suponho que você já tenha entendido a ideia. O objetivo é criar histórias lamuriosas, egocêntricas, manipulativas e cheias de drama, que expliquem o que o acontecimento significa. Algumas pessoas criam histórias dignas de uma novela mexicana, com triângulos amorosos, sequestros, ataques de amnésia e muito mais! Quando peço que leiam suas histórias em voz alta, em geral todos se divertem muito e até caem na gargalhada, pois normalmente as histórias vão ficando cada vez mais melodramáticas. Muitas vezes, "fatos" que não estavam na história são fabricados para apoiar um ponto de vista. Tudo isso é um grande aprendizado, porque nos permite ver o nosso ego com um certo distanciamento e, espero, com humor compassivo.

Depois que você tiver uma boa variedade de histórias, o próximo passo é notar o padrão que essas histórias mostram. O ideal é que você seja capaz de ver que todas elas estimulam suas emoções negativas e podem se tornar um ciclo vicioso descendente. Isso pode ajudá-lo a reconhecer que você, como todos nós, tem potencial para "fazer um grande drama egoico" com qualquer interpretação.

O passo seguinte é reunir interpretações do mesmo incidente, mas agora da perspectiva do Eu Superior. Tente pensar em histórias mais compassivas e veja se existe algo na situação pelo qual você pode se sentir agradecido. Aqui estão alguns exemplos de como seriam essas histórias aplicadas ao cenário do nosso exemplo:

- Não me machuquei. Eu estou muito agradecido por isso. O carro sofreu alguns danos, mas nada que não possa ser reparado. Os sapatos podem ser substituídos. Estou grato por estar vivo e PODER ver minha família mais tarde hoje.

- Estou grato por ter afivelado o cinto de segurança e estar bem.
- Estou grato por não ter sido pior. Eu tenho muita sorte de não ser um dos carros do engavetamento. O acidente parece ter sido bem feio...
- Sou grato por ter feito o seguro do carro.
- Sou grato por ter família e amigos que ficarão felizes em me ver. E mal posso esperar para vê-los. Preciso dizer a todos eles como eu os amo.
- Isso me lembrou de que a vida é curta. Preciso dar mais valor a ela. (Algumas pessoas acrescentam: "Obrigado, meu Deus, por me alertar para isso")
- Estou grato por estar aqui para ajudar essas pessoas acidentadas. O que posso fazer para ajudar? Colocar sinalizadores para evitar que outros carros batam na traseira dos veículos acidentados ou terminem na vala como eu? Será que alguém está ferido? Alguém já ligou para o serviço de emergência?

E uma das vozes mais tocantes do Eu Superior que já ouvi:

- Sou enfermeira e tenho experiência em primeiros socorros. Agradeço a Deus pela minha profissão. Estou aqui sã e salva, porque o Espírito queria que eu ajudasse essas pessoas. Alguém aqui precisa do meu auxílio. Obrigada, meu Deus, por me colocar neste lugar hoje, para que eu possa ser útil.

Depois que você tiver uma lista de interpretações do Eu Superior, pergunte a si mesmo como se sente e tente nomear suas emoções. Descobri que as pessoas costumam enumerar uma variedade de emoções positivas: relaxamento, gratidão, felicidade, paz, inspiração, carinho, compaixão e assim por diante. Elas também enumeraram algumas emoções negativas, desencadeadas pelo zelo e preocupação com as outras pessoas. Por exemplo, "Estou preocupado com o estado de saúde das pessoas no acidente".

Por fim, compare o primeiro conjunto de histórias egoicas e as emoções que elas geraram (negativas, autofocadas) às emoções geradas pelas histórias do Eu Superior (positivas e/ou focadas no outro). Isso deve lhe dar uma visão poderosa sobre a relação entre o que pensamos e o que sentimos. O poder que você tem de criar seu próprio tristeza ou a sua própria alegria (para insuflar sua compaixão ou ignorá-la) deve se tornar mais aparente. Dessa maneira, o poder da inteligência espiritual para nos ajudar a lidar com a nossa inteligência emocional fica claro.

Técnica 2: Coloque-se no Papel de "Vilão"

Nesta técnica mais avançada, enfocamos a voz do Eu Superior com mais clareza e solidez. Mais uma vez, você pode inventar o seu próprio cenário, mas, para ilustrar o exercício, visualize-se no seguinte cenário:

> Você saiu do trabalho e, a caminho de casa, parou no supermercado. Está com pressa para chegar em casa, onde a sua família a espera para preparar o jantar. Você tem cinco ou seis produtos no carrinho, por isso entra na fila do caixa rápido. A placa sobre o caixa diz claramente "Máximo 12 itens". Você percebe que há uma pessoa nessa fila com pelo menos vinte produtos no carrinho. Você sente sua irritação aumentando. Para piorar as coisas, quando o funcionário anuncia o valor da compra, a pessoa tira da bolsa um porta-moedas e começa a contar moeda por moeda.

Pegue uma folha de papel e anote as reações do ego. Deixe que sua voz seja tão chorosa, irritada ou crítica quanto possível. Dê a ela um tom melodramático. Imagine os vários comentários maliciosos que essa voz egoica deseja fazer ao caixa e ao cliente. Assim como no exercício anterior, pense: "Eu jamais faria esse tipo de coisa!", depois imagine o personagem mais detestável que você já viu na TV ou nos filmes e coloque essas palavras na boca dele. Um cliente meu me disse que teria apontado para a placa e dito ao cliente para ter mais respeito pelas outras pessoas.

Outro aluno disse que poderia ter seguido a pessoa até o estacionamento e a repreendido até chegarem à vaga onde o carro dela estava estacionado. A raiva pode nos sequestrar e nos fazer agir de formas que, em situações de calma, nos pareceriam puro exagero. Às vezes, as histórias que os participantes dos meus *workshops* contam fazem todos rirem, o que é muito bom. Precisamos aprender a ver esse aspecto da nossa humanidade e também a rir dele. A parte mais importante é que precisamos vê-lo. A consciência precede nossa capacidade de mudar qualquer coisa. Essa é a Habilidade 5 em ação: aprender a ouvir a voz do ego.

Quando sentir que ficou sem ideias para a voz do ego, volte-se para a voz do seu Eu Superior. Mas, desta vez, vamos tentar uma técnica mais avançada.

Faça a si mesmo a seguinte pergunta: "O que seria necessário para que EU fizesse algo tão desagradável quanto esse cliente está fazendo?". Em outras palavras, o que estaria acontecendo comigo se eu fosse aquela pessoa com mais de vinte itens no carrinho e estivesse no caixa rápido, pagando em moedas?

Se você é como a maioria das pessoas, a voz do seu ego vai protestar no mesmo instante, principalmente porque você acabou de repreender esse cliente imaginário quando assumiu a voz do seu ego. A voz do ego pode dizer: "Sou uma pessoa consciente! Eu nunca faria isso". Se você ouvir a voz do seu ego dizendo algo assim, fale com ele como se fosse uma criança assustada. Diga algo assim: "Estou ouvindo você. Sei que está preocupado com a possibilidade de parecer uma pessoa má. Mas acredite, não há nada a temer aqui. Isso é apenas um exercício. Se fizermos isso bem, podemos nos tornar uma pessoa ainda melhor, alguém com compaixão e sabedoria. Portanto, não se preocupe, pois não há risco nenhum. Está tudo está bem. Eu estou no comando. Você pode relaxar e descansar um pouco". Eu tenho conversas assim com meu ego o tempo todo. No processo de nove passos, isso faz parte do Passo 5: identificar e acolher as preocupações do seu ego.

Depois que seu ego se acalmar um pouco, volte para a pergunta. "Por que eu seria a pessoa no caixa rápido com muitos itens, pagando em moedas?”. O que teria que estar acontecendo na minha vida? Qual seria a história que explicaria esse meu comportamento?

Vou pedir que você pense nisso por um tempo ANTES de ir à página onde estão as respostas que outras pessoas deram a essa pergunta.

❧   ❧

Aqui estão alguns exemplos de razões que as pessoas deram nos meus *workshops* para explicar por que poderiam se comportar dessa maneira.

- Tenho muita pressa, pois estou em meio a uma grande crise familiar. Um parente está no hospital. Tenho que chegar em casa e cuidar das crianças e, logo em seguida, correr para o hospital. Não tenho dinheiro suficiente. Meus cartões de crédito estão estourados. Sou obrigada a pagar a conta do supermercado com essas moedas que tirei do meu cofrinho.
- Tive um dia muito ruim. Sinto que uma enxaqueca está próxima. Tenho no máximo trinta minutos para chegar em casa, depois disso não vou conseguir mais abrir os olhos de tanta dor. Preciso chegar em casa o quanto antes. Tudo o que tenho comigo é a carteira de motorista e o porta-moedas, por isso tenho que pagar com moedas.
- Eu estava na outra fila, mas o caixa acenou para que eu passasse para a fila do caixa rápido. Havia longas filas nos outros caixas, mas não havia ninguém no caixa rápido, então ele me chamou. Então essa outra pessoa chegou e me olhou feio. Fiquei muito envergonhada para dar explicações.
- Sou de outro país. Não falo inglês muito bem, por isso não entendi os dizeres da placa do caixa rápido.
- Estou velho e não enxergo bem. Fico muito feliz quando as pessoas são pacientes comigo. Nunca confiei em cartões de crédito. Prefiro pagar em dinheiro.

- Sou deste país, mas nunca aprendi a ler. Sou praticamente analfabeto, mas tenho vergonha de pedir ajuda. Então tento me virar sozinho e seguir as regras da melhor maneira possível.
- Ando distraída porque estou com muita dor. Ando muito preocupada e me perguntando se meu problema de saúde teria voltado. Tenho medo de que possa ser fatal desta vez. Estou à beira das lágrimas. Ando tão distraída que nem vi a placa do caixa rápido e a moça do caixa também não me disse nada. Eu deveria ter trazido a minha carteira, mas, na hora de sair, só encontrei o porta-moedas. Não entendi quando o caixa me perguntou como eu iria pagar. É muita coisa na minha cabeça. Estou tão aflita...

Nos *workshops*, à medida que passamos pelas histórias de todos sobre "o que seria preciso para me levar a ter esse comportamento", percebe-se a mudança no clima emocional do ambiente. Depois de conversarmos sobre com a comoção que tomou conta dos alunos, de repente há "momentos de revelação" acontecendo por toda a sala. "Céus! Poderia ser eu. Eu poderia fazer isso." Eu costumo perguntar se algum desses cenários chegaram a acontecer com alguém na sala. Normalmente a resposta é sim. Todos nós quebramos as regras às vezes. Às vezes é acidental, outras vezes é intencional. A verdade é que nós desconhecemos a história daquela pessoa na nossa frente na fila. E se um dos cenários descritos fosse verdade? É possível que essa pessoa seja um idiota egoísta (como diria a história do ego). Mas é ainda mais possível que uma dessas outras histórias, ou outra que nem podemos imaginar, seja verdade.

Você se lembra da história que mencionei no capítulo anterior, sobre como se sentiu Stephen Covey quando o homem no trem com os filhos pequenos acabou com as suas suposições? Prefiro não me sentir uma idiota, assim como prefiro não acreditar nas histórias que estou contando a mim mesma sobre como as outras pessoas são idiotas. Por isso tento não fazer suposições nem interpretações desnecessárias. Tenho um pequeno mantra que me ajuda nesses casos: "Na realidade, não sei o que está se passando aqui". Então eu me pergunto: "Vai causar algum mal a mim ou a qualquer outra pessoa se eu esperar mais alguns segundos ou minutos?". "Alguém vai morrer por causa disso?". Até o momento, a resposta foi sempre "não". Então eu me acalmo e ocupo minha mente com este exercício: tento imaginar o que PODE estar acontecendo com essa pessoa.

Depois de ter feito esse exercício com vários cenários imaginários ou de que você se recorda, procure fazê-lo numa situação da vida real. Experimente da próxima vez que sentir seu ego ficando contrariado. Coloque-se no papel da pessoa com quem você está irritado. O que seria necessário para que VOCÊ fizesse o que a outra pessoa está fazendo? Tente contar uma história tão poderosa que seu coração se comova. Isso significa que a história deve ser detalhada e verossímil, para que, se for verdade, você realmente possa se ver fazendo aquela coisa que o deixa tão chateado.

Técnica 3: Desenvolva uma Atitude de Gratidão

Se o reenquadramento (Passo 7 do processo de nove passos) é o "feijão com arroz" do levantamento de peso espiritual, então a gratidão é a sobremesa! E eu adoro uma boa sobremesa.

Depois de reformular uma situação, acho muito útil sair da empatia e da compaixão que despertei em mim mesmo ao contar uma nova história, para enfocar aquilo pelo que sou grata naquele momento (Passo 8). Na história do acidente de carro, é fácil ser grata por estar viva e sair ilesa, e poder ir para casa ver meus entes queridos. Eu também poderia ser grata por estar lá para ajudar os outros ou por ter dinheiro suficiente para pagar o seguro do carro. Na história do caixa rápido, eu poderia ser grata por ter dinheiro suficiente para comprar mantimentos ou por morar num país onde a comida é abundante e relativamente barata. Eu posso ser grata por saber ler ou por saber desviar meu foco do que é "errado" na situação, concentrando-me no que é bom, para que eu possa sentir compaixão pelas outras pessoas e ter emoções positivas.

Em quase todas as situações, você pode encontrar algo pelo qual ser grato, mesmo que seja a força que foi obrigado a ter para enfrentar o problema ou a paciência que está aprendendo a cultivar. Quanto mais você praticar a gratidão, mas fácil será encontrar coisas pelas quais ser grato.

Um amigo meu me disse uma vez que ele tinha uma prática espiritual matinal relacionada à gratidão. Todos os dias, enquanto tomava seu café da manhã, ele escrevia em seu diário três coisas pelas quais ele era grato. Isso não parece difícil até você perceber que a regra dele era que ele nunca poderia repetir algo que já havia escrito antes. Você pode imaginar? Depois de 100 dias (pouco mais de três meses), você teria 300 coisas diferentes em seu diário pelas quais ser grata. O que você acha que uma prática como essa faz com a sua mente e o seu cérebro? Você muda seu foco. Em vez de ver o que está "ruim" (o ponto de vista normal do ego), você começa a buscar o que está bom no mundo, porque sabe que terá que ter três coisas para escrever na manhã seguinte!

Você começa a notar aquela linda flor na calçada e nota que é grato por essa flor em particular. Você percebe com as pétalas são aveludadas e que os tons amarelo e rosa se misturam, produzindo uma linda cor coral. Você percebe que as nuvens estão fofas e branquinhas. Você se sente grato pela chuva que mata a sede das plantas. Você vê pela primeira vez o lindo sorriso com que a funcionária da lanchonete recebe os clientes e se sente grato pela simpatia e boa vontade que ela demonstra. Você saboreia a comida e se sente grato pelos agricultores que trabalham duro para tornar essa refeição possível para você, e pelos caminhoneiros que a levam até o supermercado, e pelo gerente do supermercado ou funcionário do açougue, que mantém a carne fresca até você comprá-la e levá-la para casa.

A gratidão é fácil, divertida e capaz de mudar a sua qualidade de vida num instante. Com a prática, torna-se um caminho neural estável; um hábito. Você começa a ver com facilidade o que está bom no mundo e esse é um ótimo antídoto para combater a voz do ego imaturo. A gratidão é a voz do seu Eu Superior e, por ser a sobremesa, tem um sabor delicioso.

Portanto, siga em frente, levante os pesos pesados e reenquadre a situação (Passo 7) para vê-la com novos olhos. Depois receba como recompensa a alegria da gratidão (Passo 8). Depois dos passos do reenquadramento e da gratidão, será fácil agir com compaixão e sabedoria (Passo 9). Como minha amiga Jill gosta de dizer, "ensaboar, enxaguar, repetir". Continue assim, construa o músculo espiritual de que você precisa e tenha uma vida de elevada inteligência espiritual.

Capítulo 12

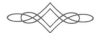

Mudança Profunda, Impacto Infinito

"Que panoramas veríamos se quiséssemos entender todo o poder da mente humana? A consciência humana pode ser a fronteira mais inspiradora da nossa história, uma fonte inesgotável de conhecimento, assim como o meio de nos libertarmos de toda limitação [...] Se pudermos encontrar maneiras de despertar todo o poder da consciência, poderemos iniciar uma nova fase na evolução humana, revitalizando-nos e energizando o mundo."

— TARTHANG TULKU, *Knowledge of Freedom: Time to Change*

Na época em que comecei a escrever este livro, também contratei uma equipe para me ajudar a refazer a marca da minha empresa, buscando encontrar uma expressão mais autêntica da minha missão, propósito e significado. Após muitos momentos entregues à introspecção e à busca de ideias criativas, encontramos duas palavras que a meu ver capturavam a essência do que estou tentando levar aos meus clientes e leitores, ao mundo e ao cosmos: *Deep Change* [Mudança Profunda].

Do meu ponto de vista, o objetivo do desenvolvimento da inteligência espiritual é a mudança profunda. É um tipo de mudança sustentável cujo impacto se faz sentir em círculos concêntricos cada vez mais amplos, que vão além do indivíduo ou da organização que passaram por essa transformação. A mudança profunda é a mudança evolucionária, o que significa que ela representa um passo além do que já existe, não simplesmente uma modificação do que já existe ou uma variação de um tema estabelecido. A mudança profunda autêntica pode ser o tipo de mudança mais difícil de gerar e sustentar, mas também é a que tem o maior impacto.

Gary Hamel, um autor sábio e inovador que foi chamado pelo *Wall Street Journal* de "o filósofo dos negócios mais influente do mundo", observa que "existem dois tipos de mudança: a trivial e a profunda". Ele assinala que muitas vezes "as mudanças profundas são impulsionadas por crises. As pessoas são arrastadas pelas águas geladas da mudança por circunstâncias fora de seu controle". Isso sem dúvida é verdade tanto nos negócios quanto na vida pessoal, mas também vale para sistemas políticos, culturas e até mesmo para o mundo natural. Pense naqueles momentos em que você deu grandes saltos e analise o que os antecedeu. Muitas vezes são os momentos de crise que abrem espaço para a mudança, pois eles rompem o *status quo* anterior e forçam a inovação. No entanto, não acredito que todas as mudanças profundas devam ser motivadas por crises.

Na minha própria vida e trabalho, tenho procurado encontrar maneiras pelas quais os indivíduos possam de modo consciente e por vontade própria cultivar seu próprio crescimento e transformação, com o intuito de evoluir para um outro nível e causar um impacto no mundo ao seu redor que seja positivo e evolutivo.

Parece que resistir à mudança tanto quanto possível é algo que faz parte da natureza humana. Fomos condicionados desde a origem da nossa espécie a buscar segurança e preservar o estado das coisas pelo maior tempo possível. Muitas vezes são os líderes aqueles que mais resistem à mudança, porque seu poder e posição estão ligados ao *status quo*. O que aconteceria se pudéssemos mudar isso? Se uma nova geração de líderes e agentes de mudança espiritualmente inteligentes pudessem mostrar pelo exemplo que não é necessário que a vida nos leve à beira do desastre para que estejamos dispostos a abandonar maneiras antiquadas de fazer as coisas e criar novas? E se a mudança se tornar algo que aceitamos de bom grado e até mesmo procuramos, como se fosse nossa responsabilidade? E se uma abordagem tranquila, visionária e não comandada pelo ego, em sintonia com o que está tentando evoluir ou emergir de maneira natural, pudesse inspirar outras pessoas a promover com entusiasmo a mudança necessária? E se essas novas formas estiverem a serviço da humanidade e do nosso planeta? Acredito firmemente que os líderes do futuro serão aqueles que conseguirem desenvolver essa capacidade. E a maneira que encontrei para desenvolver essa capacidade foi cultivar o conjunto de habilidades que descrevi neste livro: as habilidades da inteligência espiritual.

É claro que a inteligência espiritual não se desenvolve no vácuo. Como descrevi no Capítulo 2, ela está intimamente ligada a outras três inteligências: a inteligência física (QF), a inteligência cognitiva ou intelectual (QI) e a inteligência emocional (QE). Todas essas inteligências precisam ser desenvolvidas para que uma mudança profunda seja sustentável, razão pela qual comecei a me referir à soma total dessas quatro inteligências como "inteligência profunda". A sabedoria da inteligência profunda permitirá não só o nosso autodesenvolvimento, como também a nossa capacidade de desempenhar com mais eficácia o papel que viemos desempenhar no processo evolutivo maior.

A evolução proporciona contextos importantes a qualquer um que queira se empenhar no seu próprio crescimento e desenvolvimento, para exercer um impacto sobre aqueles ao seu redor e no mundo que todos compartilhamos. Desde que Charles Darwin publicou seu livro revolucionário em 1859, aprendemos muito sobre as nossas origens e sobre a origem do cosmos. Como Brian Swimme e Mary Evelyn Tucker escrevem em *The Journey of the Universe*:

> Somos a primeira geração a aprender sobre as dimensões científicas abrangentes da história do universo. Sabemos que o universo observável surgiu 13,7 bilhões de anos atrás, e agora vivemos num planeta orbitando pelo nosso Sol, uma entre os trilhões de estrelas de uma entre os bilhões de galáxias de um universo em desenvolvimento, que é profundamente criativo e extremamente interconectado. Com nossas observações empíricas expandidas pela ciência moderna, agora nos damos conta de que nosso universo é um acontecimento energético

único e intenso, iniciado com uma pequena partícula que se desdobrou ao longo do tempo para se tornar galáxias e estrelas, palmeiras e pelicanos, a música de Bach e cada um de nós que vive hoje em dia. A grande descoberta da ciência contemporânea é que o universo não é simplesmente um lugar, mas uma história: a história na qual estamos imersos, ao qual pertencemos e da qual viemos.

Se contemplarmos com profundidade essa nova história, ela pode recontextualizar radicalmente as maneiras pelas quais concebemos a nossa vida, as nossas escolhas e ações, e o nosso desenvolvimento. Pode nos ajudar a compreender que a nossa vida está ligada a algo maior, e a encontrar um significado e propósito mais profundos. Como eu disse na abertura deste livro, o ser humano é uma grande aventura, que exige que cresçamos e nos esforcemos para ter uma expressão mais completa. O grande místico evolucionista francês Pierre Teilhard de Chardin expressou essa ideia de maneira muito bela em seu livro *The Future of Man*:

> Nossos pais supunham que sua história não remontava mais do que ontem e que cada homem continha dentro de si o valor máximo de sua existência. Eles se consideravam confinados dentro dos limites dos seus anos na Terra e da sua estrutura corpórea. Na atualidade, destruímos esses limites estreitos e essas crenças. De uma vez nossas descobertas nos deixaram mais humildes e enobrecidos, e estamos aos poucos passando a nos ver como parte de um processo vasto e contínuo; como se despertássemos de um sonho, estamos começando a nos dar conta de que nossa nobreza consiste em servir, como átomos inteligentes, ao trabalho que prossegue no Universo. Descobrimos que existe um Todo do qual somos elementos. Encontramos o mundo em nossa própria alma.

Como "átomos inteligentes" no todo interconectado em evolução que é a vida, atingimos um limiar crítico em nosso desenvolvimento, que requer toda a sabedoria e compaixão que pudermos reunir se quisermos transitar por ele com sucesso. Os desafios que enfrentamos são multifacetados, complexos e sistêmicos, por isso eu jamais me atreveria a afirmar que tenho "a solução". Eles vão exigir a sabedoria combinada de muitos líderes e agentes de mudança, provenientes de todas as esferas da vida, instruídos em diferentes campos de especialização e com variadas experiências de vida, para nos permitir navegar nas águas turbulentas de hoje e de amanhã. Mas eu acredito que a inteligência espiritual pode nos proporcionar algumas peças importantes do quebra-cabeça, pois ela nos oferece um espaço em comum de reunião para pessoas de muitas religiões diferentes, bem como para aquelas que não professam nenhuma religião. As crenças religiosas, como sabemos muito bem, muitas vezes dividiram a humanidade e causaram guerras, opressão e sofrimento. Espero ter criado na SQ21 uma linguagem que nos permita discutir esses conceitos sem nos limitarmos à linguagem de qualquer tradição de fé, considerando que essas habilidades estão em sintonia com todas as grandes tradições de sabedoria do mundo. O impulso para otimizar nosso potencial humano é uma pressão evolutiva universal, que transcende culturas e credos. À medida que mais pessoas desenvolvem a inteligência espiritual e compartilham suas descobertas, talvez de uma forma pequena mas não insignificante, possamos colaborar para uma compreensão maior entre os povos do nosso planeta.

O desenvolvimento da inteligência espiritual não beneficiará apenas os indivíduos, mas também suas famílias, comunidades e as empresas para as quais trabalham. Outro objetivo do meu trabalho é que a linguagem neutra das competências com relação à fé tornará a inteligência emocional um tema de discussão aceitável no local de trabalho, que é, no final das contas, o lugar onde a maioria de nós passa a maior parte do tempo. Esperamos, assim, apoiar o crescimento da inteligência espiritual de indivíduos e de grupos, criando líderes mais eficazes, trabalhos mais significativos, produtos e serviços melhores e um comportamento corporativo mais responsável. Ao menos para os meus clientes provenientes de empresas comprometidas com o desenvolvimento da inteligência emocional, a relevância pessoal e profissional foi evidente.

Por fim, somos iguais em nosso sofrimento, nossas esperanças e nossas alegrias. Estamos todos nos esforçando para alcançar os mesmos objetivos: menos pobreza e mais paz, alegria e amor. Talvez com uma linguagem mais neutra possamos falar de inteligência emocional, ver nossos pontos em comum e ter um roteiro mais sólido para o cultivo das atitudes e capacidades de que precisamos para chegar onde queremos.

Nosso mundo em evolução está cheio de beleza, alegria e muitas coisas boas, mas poucos de nós afirmariam que é perfeito. No entanto, ao abrir os olhos e o coração, podemos ver não só o nosso próprio sofrimento, mas também o sofrimento do mundo em geral, incluindo pessoas de nações e ecossistemas distantes que sofrem com o peso das toxinas e de outras mudanças provocadas pelo homem. Podemos nos sentar passivamente e desejar um mundo melhor. Mas, se todos forem passivos, nada vai mudar. O trabalho de mudança profunda da SQ21 pode não ser para todos. Por mais que desejemos que seja para todos, pode não ser o trabalho que todos estejam dispostos a fazer. Contudo, para aqueles de nós que são corajosos, que se sentem impulsionados a enfrentar o crescimento pessoal que acompanha o desenvolvimento da inteligência espiritual, o potencial transformador é enorme. E o potencial para um mundo melhor cresce à medida que cada pessoa se dispõe a fazer esse trabalho.

Os círculos concêntricos do nosso impacto vão muito além da nossa consciência. Os heróis espirituais que inspiram todos nós foram e são indivíduos como você e eu. Basta olhar para os seus exemplos para ver o impacto que uma pessoa pode ter. Você pode não pensar em si mesmo como um Nelson Mandela ou uma Madre Teresa, mas talvez eles não pensassem em si mesmos como agentes de mudança global quando começaram a combater a injustiça ou o sofrimento que viram à sua frente. Seu crescimento e transformação pessoais podem afetar o mundo muito mais do que você pode perceber agora. Cada um de nós faz as diferenças que pode em sua própria esfera de influência. E se nossos vizinhos fizerem o mesmo, um após o outro, muito em breve não teremos apenas uma proverbial gota no balde. Teremos baldes e baldes de pessoas fazendo cada vez ondas maiores no oceano.

Esses pontos de virada são imprevisíveis, mas acontecem. Uma massa pequena mas crítica de pessoas, que pensaram e agiram de forma diferente, criaram o Renascimento europeu. Esse período de renascimento na história ocidental veio acompanhado de grandes avanços na filosofia, na religião, nas artes e, principalmente, na ciência. Hoje, pensadores de mente aberta continuam a nos ajudar a avançar, abraçando a ciência, mas sem se limitar ao materialismo científico, para chegar a uma compreensão mais holística do que é real e de como podemos dar sentido ao mundo. O movimento do capitalismo consciente está promovendo uma transformação nas razões e nos processos para se ter sucesso nos negócios. Essa nova maneira de fazer negócios contempla os interesses de todos os acionistas, não apenas dos proprietários da empresa ou dos principais acionistas. E no contexto humano maior da História, somos abençoados nesta era com a sabedoria do mundo, que está mais acessível a todos nós graças às viagens mais fáceis, aos modelos de migração que reúnem as culturas e à multiplicidade de meios eletrônicos de transferência de conhecimento. Não temos mais que aprender com uma só filosofia, ciência ou tradição de fé. Nós podemos nos banquetear com todas elas.

Os banquetes são maravilhosos, porém podem ser tentadores (e uma distração em potencial). Portanto, nossa tarefa como indivíduos é focar um objetivo. "O que eu preciso aprender ou o que preciso trabalhar agora?" Considero a SQ21 um dos muitos instrumentos que podem nos ajudar a nos concentrar na habilidade que queremos desenvolver e em como desenvolvê-la. E isso é importante não apenas para nós como indivíduos, mas para a raça humana e os ecossistemas que afetamos.

Em última análise, as ações coletivas dos indivíduos comprometidos com o trabalho de se tornarem seres humanos completos, desenvolvendo sua inteligência espiritual junto com sua inteligência física, sua inteligência cognitiva e sua inteligência emocional, não só terão um enorme valor para eles, mas também poderão exercer um impacto infinito neste precioso planeta azul que chamamos de Terra. Somos parte de um todo milagroso e em constante evolução.

Como toque final, acredito que a inteligência espiritual amplifica e orienta as outras inteligências. Isso confere a ela um valor especial como conjunto de habilidades elevadas para melhorar nossa vida pessoal e nossa capacidade de liderança. Cada um de nós pode fazer a sua parte desenvolvendo as inteligências, até que o ponto da virada seja atingido. Pequenas ações podem exercer um impacto infinito. Dê seu próximo passo no desenvolvimento das habilidades da inteligência espiritual agora e comece o alegre processo de viver a sua humanidade e potencial absolutos.

Apêndice 1

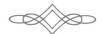

Como se Criou e Pesquisou a Avaliação SQ21

Este é um resumo não técnico do processo pelo qual passamos para criar a SQ21 e validá-la. Se você prefere um documento mais técnico e detalhado, peço que acesse o *site* www.deepchange.com e consulte a seção *Dig Deeper*.

História

Quando comecei esta jornada, eu sabia que queria criar algo mais concreto e útil do que qualquer coisa que já houvesse encontrado no domínio espiritual. A princípio, tive dificuldade para começar. No meu íntimo, sentia que a inteligência espiritual era uma inteligência semelhante, mas mais complexa do que a emocional, como se fosse um degrau acima. Meu modelo favorito de inteligência emocional, criado por Daniel Goleman e Richard Boyatzis, tinha quatro quadrantes.

Autoconsciência	Consciência Social e Outras Consciências
Autogerenciamento	Habilidades Sociais ou Habilidades para Travar Relacionamentos

Comecei desenhando um diagrama de quatro quadrantes paralelos e imaginando o que eles poderiam conter. E quais seriam os cabeçalhos dos quadrantes? O primeiro esboço foi algo assim:

Autoconciência Superior	Consciência de Tudo Que Existe (E do Que Está Abaixo da Superfície)
Viver de Acordo com o Eu Superior	Como as Outras Pessoas Me Veem e Como Eu Vivo

Como cheguei à conclusão de que a capacidade de passar do ego para o Eu Superior era um conceito básico da inteligência espiritual, decidi chamar o quadrante superior esquerdo de "Consciência do Eu Ego e do Eu Superior". Depois pensei nas habilidades que esse quadrante abrangia. O que seria necessário para ter consciência do Eu Superior? Eu recorria com frequência aos modelos espirituais que tendemos a admirar. Analisava mentalmente cada um deles: qual seria o conjunto de habilidades do Dalai Lama? E de Madre Tereza? E de Gandhi? E assim por diante.

Depois de muito pensar, cheguei às 21 habilidades. Tentei diminuir o número de habilidades para 20, para que a divisão fosse "exata", cinco por quadrante, mas não parecia funcionar, por isso mantive as 21.

Foi nesse ponto que contratei dois especialistas, o dr. Brant Wilson e sua sócia, Joan E. Jones, para que me ajudassem a projetar a pesquisa em si. Eles me orientaram enquanto eu elaborava as perguntas da avaliação.

Primeiro realizamos o árduo trabalho de descrever as 21 habilidades, desde o nível do iniciante até o nível de especialista. Eu esperava encontrar quatro níveis de desenvolvimento em cada um, pois estava seguindo o meu modelo baseado no Inventário de Competências Emocionais de Boyatzis e Goleman, que tem quatro níveis de habilidade. Eu também estava pensando nos modelos espirituais e no modelo dos Estágios da Fé criado por James Fowler. À medida que eu trabalhava em cada habilidade, parecia que todas elas acabavam se dividindo em cinco níveis, não em quatro. No final, acabei desistindo do meu desejo de que elas tivessem quatro níveis e optei pelo que me parecia mais natural. Posteriormente, quando estudei o trabalho de Susanne Cook-Greuter e outros psicólogos do desenvolvimento, comecei a entender que os cinco níveis não só correspondiam aproximadamente aos estágios da fé de Fowler, mas também aos níveis de desenvolvimento do adulto. De qualquer maneira, parecia que o número cinco era o que se encaixava.

A versão alfa

Tive a alegria de ter muitos grupos de discussão trabalhando numa versão piloto alfa, graças à ajuda da dra. Judith Neal, que na época chefiava a Association for Spirit at Work e agora é a diretora executiva do Tyson Center for Faith and Spirituality in the Workplace. Ela ajudou a reunir um grupo de orientadores e consultores que buscavam uma maneira segura e eficaz de integrar a espiritualidade às conversas no ambiente de trabalho. Esses voluntários concordaram em trabalhar com a minha primeira versão dos níveis e das habilidades, e em fazer a versão alfa da pesquisa. Nós trabalhávamos com um quadrante de cada vez, e eles me davam *feedback* sobre a minha descrição dos níveis e se eu os havia colocado na ordem correta ou não, ou se estava deixando alguma coisa de fora. Eles fizeram a primeira versão da pesquisa e comentaram as perguntas e o método de avaliação. Sou profundamente grata a Judi e a todos desse primeiro grupo por seu auxílio.

Com base nas críticas que fizeram, conseguimos deixar a linguagem mais clara, acrescentei um glossário à pesquisa e melhorei a pontuação e o relatório do procedimento. Depois passamos a testar a avaliação em si.

O que torna uma avaliação forte?

Quando se trata de autoavaliações, não existe perfeição. As pessoas podem exagerar ou subestimar suas habilidades. Mas existem maneiras de se fazer autoavaliações contínuas ou em quantidade suficiente para que sejam realmente úteis. Elas incluem:

- Fazer as perguntas com base nas melhores práticas para se formular perguntas. Por exemplo, usar grupos de discussão para verificar a escolhas de palavras. E testar apenas um constructo por pergunta. Nesse aspecto contamos com a ajuda de especialistas na criação de pesquisas.

- Usar escalas que sejam respeitadas, como a "Escala Likert", que no nosso caso se tratou de uma escala de 1 a 5, em que as pessoas concordavam em responder se faziam algo (avaliando-se numa escala que ia de "de jeito nenhum" a "totalmente" em várias perguntas) ou comentar sobre a frequência com que elas faziam alguma coisa (avaliando-se de "nunca" a "constantemente"). Usamos es calas Likert em quase todas as perguntas da pesquisa e temos apenas uma pergunta tipo sim ou não e uma de múltipla escolha.

- Mesclar o sistema de pontuação para evitar que as respostas pendam apenas para um lado da balança. Projetamos a avaliação SQ21 de modo que as respostas com pontuação mais alta às vezes ficassem à direita, às vezes à esquerda e outras vezes no centro.

A versão beta

No final de 2003 e início de 2004, oferecemos a pesquisa para todos que estivessem dispostos a respondê-la. Mais de quinhentas pessoas participaram. A pesquisa tinha um espaço em branco no final para comentários e perguntas. E o significativo número de participantes nos permitiu fazer alguns estudos confiáveis. A confiabilidade interna da avaliação mostrou-se muito alta. Algumas palavras, porém, ainda causavam confusão e tivemos problemas com algumas perguntas que ainda não pareciam totalmente corretas.

A World Business Academy

Em torno de cem pessoas que assistiram à conferência de 2004 da World Business Academy participaram do desenvolvimento da SQ21, submeten-do-se à pesquisa e fazendo comentários sobre a linguagem utilizada. Depois disso, fizemos algumas alterações pequenas e consideramos a avaliação pronta para "sair do forno". Sou muito grata a Rinaldo Brutoco por tornar esse trabalho possível.

Pesquisa adicional

Em 2006, um estudo feito pela Universidade do Norte do Texas, sob supervisão do dr. Michael McElhenie, avaliou as pontuações que as pessoas obtiveram na SQ21 e comparou esses resultados com a maneira como elas respondiam às perguntas, fosse por ensaio ou por entrevista. A intenção era avaliar se as pontuações da SQ21 refletiam o que os alunos de pós-graduação viam nos ensaios e nas entrevistas. Em outras palavras, a SQ21 estava medindo o que achávamos que estava medindo? A resposta foi sim. Isso é chamado de "validade de critério" (você encontra mais informações sobre esse conceito a seguir).

Em 2008, com a ajuda da dra. Susanne Cook-Greuter, do dr. Brant Wilson e de Joan E. Jones, um concluiu-se um estudo em que se avaliou uma hipótese-chave relacionada ao valor da SQ21. Segundo essa hipótese, as pontuações mais altas obtidas na SQ21 estariam altamente correlacionadas (e relacionadas) a pontuações mais altas num respeitado modelo de etapas do desenvolvimento adulto. Na verdade, descobrimos uma forte relação positiva entre as pontuações da SQ21 e as etapas do desenvolvimento adulto medidas por uma avaliação chamada SCTi-MAP. Esse foi um passo importante para demonstrar o valor da SQ21 para a formação de líderes, uma vez que as etapas mais avançadas do desenvolvimento adulto têm sido relacionadas à habilidade de lidar com a complexidade, a ambiguidade e mudanças repentinas, bem como à capacidade de enfrentar com sucesso mudanças estruturais no âmbito dos negócios.[46] Esse é um teste importante realizado num constructo da minha teoria, portanto fornece uma "validade de constructo" (mais informações a seguir).

Pesquisas futuras

Há um número quase infinito de potenciais projetos de pesquisa que poderiam melhorar nossa compreensão da inteligência espiritual e de como desenvolvê-la. Se você estiver interessado em fazer pesquisas com a SQ21, entre em contato com a Deep Change, por meio do *site* www.deepchange.com.

Perguntas frequentes sobre a validade e a confiabilidade da SQ21

A SQ21 foi criada por especialistas?

Sim. Pessoas capacitadas e com experiência na criação de pesquisas ajudaram no desenvolvimento desta avaliação, um processo que incluiu a discussão de conceitos, a formulação de perguntas e o desenvolvimento do sistema de pontuação.

Confiabilidade: Existe um nível esperado de consistência interna?

Existe uma medida estatística conhecida como Alfa de Cronbach. Trata-se de uma medida de consistência interna que responde à pergunta: "Existe uma relação sólida entre os elementos da pesquisa?". Quando esses elementos medem um constructo semelhante, eles devem produzir resultados que estejam relacionados de forma positiva. O alfa da versão Beta foi de 0,97 (que é excepcionalmente alto).

Validade: O teste mede o que afirma medir?

De uma perspectiva acadêmica, a validade é complexa e, em essência, uma avaliação nunca é definitiva nem tem uma versão perfeita. No entanto, é possível demonstrar a validez razoável de uma avaliação das seguintes maneiras:

- Validade aparente: as perguntas devem fazer sentido para as pessoas, assim como estar relacionadas ao conteúdo que afirmam avaliar. E o relatório que mostra a pontuação das pessoas e que sugere os passos seguintes devem fazer sentido para o cliente e para as pessoas que o conhecem bem e que o reconhecem como um reflexo fiel da pessoa. A SQ21 recebe constantemente um forte *feedback* positivo dos clientes e orientadores graças à sua validade aparente.
- Validade de critério: a avaliação mede o que afirma medir? Um estudo de 2006 realizado por um estudante de pós-graduação da Universidade do Norte do Texas, supervisionado pelo dr. Michael McElhenie, mostrou que os resultados da SQ21, quando comparados com os ensaios e/ou entrevistas de sujeitos da pesquisa, produziram resultados que se alinharam positivamente. Parece que a SQ21 mede o que afirma medir.
- Validade de constructo: os resultados da avaliação concordam com a teoria que ela apresenta? Por exemplo, em 2005, eu tinha a hipótese de que a inteligência espiritual é uma inteligência que sustenta e talvez até requeira as etapas mais avançadas do desenvolvimento adulto. Se uma teoria afirma que, quando A sobe B também sobe, a validade dos constructos se determina quando se pergunta se isso continua sendo verdade depois que se faz a avaliação. Um teste da minha hipótese foi feito em 2008, quando analisamos 139 indivíduos que realizaram tanto a SQ21 quanto uma avaliação respeitada do desenvolvimento adulto, o SCTi/MAP, da dra. Susanne Cook-Greuter. De fato se encontrou uma alta correlação entre as etapas mais avançadas do desenvolvimento adulto e as pontuações

mais altas da SQ21. O dr. Brant Wilson descreveu o resultado como uma chance de 1% de que essa relação seja acidental. Uma correlação demonstrada não é o mesmo que uma casualidade, por isso é necessário realizar mais estudos para ver se o desenvolvimento da inteligência espiritual pode atuar como um acelerador do desenvolvimento adulto e/ou se a impossibilidade de se adquirir habilidades da inteligência espiritual impede esse desenvolvimento. Isso teria grande relevância tanto para o campo do desenvolvimento da liderança, quanto para o campo do crescimento pessoal.

No geral, posso dizer com confiança que a SQ21 é um instrumento sólido, que atendeu ou superou as expectativas dos clientes e das empresas com que trabalhei.

Dito isso, acrescento o que digo a todos os orientadores que treino: é uma avaliação projetada para dar início a uma conversa e a uma jornada de aprendizado. Não é perfeita, mas funciona muito bem como ponto de partida para uma das conversas mais ricas que você pode ter com um orientador ou consigo mesmo.

Notas

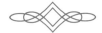

1. Posteriormente recebeu o nome de ExxonMobil, após a fusão com a Mobil Corporation.
2. Covey, Stephen. "Principled Communication", artigo publicado em www.franklincovey.com, © 1996, 1998 Covey Leadership Center e Franklin Covey.
3. Consulte http://www.vetta.org/definitions-of-intelligence/.
4. Sternberg, R. J., citado em R. L. Gregory. *The Oxford Companion to the Mind*. Oxford, Reino Unido: Oxford University Press, 1998.
5. Gardner, Howard. *A Multiplicity of Intelligences*, publicado em *Scientific American*, 1998.
6. Citado em Hoffman, Edward. *The Right to Be Human: A Biography of Abraham Maslow*. McGraw-Hill, 1999, p. 143.
7. Goleman, Daniel. "What Makes a Leader?" *Harvard Business Review*, 1998, reimpresso em Best of HBR, 2004.
8. Brooks, David. "Amy Chua Is a Wimp". In: *New York Times*, 18 de janeiro de 2011, p. A25.
9. Zohar, Danah e Marshall, Ian. *SQ: The Ultimate Intelligence*, p. 276.
10. Gardner, Howard. "A Case Against Spiritual Intelligence". In: *The International Journal for the Psychology of Religion*, Volume 10, Edição 1, janeiro de 2000, pp. 27-34.

11. Gardner, Howard. *Intelligence Reframed: Multiple Intelligences for the 21st Century*. Basic Books, 1999, p. 53.

12. Covey, Stephen. *The 8th Habit: From Effectiveness to Greatness*. Simon e Schuster, 2004, p. 53.

13. Wilber, Ken. *Eye to Eye: The Quest for the New Paradigm*. Shambhala, 2001, cap. 3.

14. Sêneca. Letter 71, *Selected Philosophical Letters*, trad. Brad Inwood. Nova York, NY: Oxford University Press, 2007, p. 25.

15. Para uma descrição mais detalhada da criação e validação da SQ21, ver Apêndice 1, p. 189.

16. Goleman e Boyatzis preferem a abreviatura "IE" para inteligência emocional. Eu prefiro as abreviaturas "Q" [quociente], que são muito populares e ajudam as pessoas a fazer a conexão com inteligências múltiplas, começando pela inteligência cognitiva (QI).

17. A dra. Neal fundou e foi diretora executiva da Association for Spirit at Work. Ela também fundou o Willis Harman Spirit at Work Awards. É autora de *Edgewalkers* e, atualmente, é a diretora executiva do Tyson Center for Faith and Spirituality in the Workplace da Universidade de Arkansas.

18. Consulte www.valuescentre.com para obter mais informações sobre os notáveis instrumentos de avaliação de Richard Barrett.

19. Se você estiver interessado em conhecer melhor a SQ21, o primeiro passo é fazer a avaliação você mesmo, no *site* www.deepchange.com.

20. Wright, N. T. *The New Testament and the People of God*. Fortress Press, setembro de 1992, p. 125.

21. Wilber, Ken. "God's Playing a New Game". *In: What Is Enlightenment?*, número 33, junho-agosto de 2006.

22. A Tipologia de Myers-Briggs foi desenvolvida por Katharine Briggs e Isabel Briggs Myers, e se baseia na teoria psicológica de Carl Jung. Ela mede nossas preferências inatas em quatro escalas: introversão/extroversão; sensorial/intuição; razão/sentimento e julgamento/percepção. Para obter mais informações, acesse www.cpp.com.

23. Maslow, Abraham. *Motivation and Personality*. Nova York: Harper and Row, 1954, p. 91.

24. Jim Collins, autor de livros de negócios, escreveu sobre a importância dessa habilidade para os níveis mais avançados de liderança, especificamente para o que ele denomina nível 5 de liderança. Ele chama isso de "pensamento ambos/e", que tem a ver com a capacidade de não ficar preso no ou/ou. O pensamento ou/ou tende a ser "ou é do meu jeito ou nada feito", e tende a haver limitações para a criatividade do pensamento ou/ou. Pensadores do tipo ambos/e encontram soluções muito mais criativas.

25. Veja o trabalho de Susanne Cook-Greuter, Robert Kegan, Bill Torbert e outros.

26. Para mais informações sobre as etapas do desenvolvimento do ego, veja o trabalho de Robert Kegan, Susanne Cook-Greuter, Bill Torbert ou Bill Joiner.

27. Einstein, Albert. *Letter to Robert S. Marcus*, 12 de fevereiro de 1950, em *Dear Professor Einstein*, Alice Calaprice (org.). Nova York: Prometheus Books, 2002, p. 184.

28. Dr. Martin Luther King Jr. "Letter from the Birmingham Jail", no *site* de Martin Luther King Jr., Research and Education Institute: http://mlkkpp01.stanford.edu/index.php/encyclopedia/encyclopedia/enc_letter_from_birmingham_jail_1963/.

29. *Science Daily*, 31 de julho de 2007.

30. Existem muitos estudos disponíveis na internet, principalmente em www.mindfake.com.

31. Veja http://www.pbs.org/wnet/brain/illusions/index.html.

32. Wilber, Ken. *A Brief History of Everything*. Shambhala Press, 2001, pp. 42-3.

33. Huxley, Aldous. *The Perennial Philosophy*. HarperCollins, julho de 1990, p. XI. [*A Filosofia Perene*. São Paulo: Cultrix, 1991 (fora de catálogo).]

34. Proveniente do documentário *In the Shadow of the Moon* (Discovery Films, Film Four), 2007.

35. James, William. *Varieties of Religious Experience*. Touchstone: 1997, p. 379. [*as Variedades da Experiência Religiosa*. São Paulo: Cultrix, 2ª edição, 2017.]

36. Vaillant, George. *Spiritual Evolution: A Scientific Defense of Faith*. Harmonia, 2008, p. 8.

37. *Ibid.*, p. 9.

38. *Ibid.*, p. 14.

39. *Ibid.*, p. 17.

40. Daniel Goleman. *Destructive Emotions*. Bantam, 1º de janeiro de 2003, p.3.

41. Dr. Larry Stockman e Cynthia S. Graves (meu nome na época). *Grown-Up Children Who Won't Grow Up*. Prima Lifestyles, 1990, 1994.

42. Para saber mais a respeito, consulte o maravilhoso livro *The Power of TED*, de David Emerald, sobre o triângulo dramático (vítima, herói e perseguidor) e como mudar para "A Dinâmica do Empoderamento" ou "TED" (sigla em inglês).

43. Fazer com que alguém reflita as suas mais elevadas aspirações é um belo exercício. É algo que reflete o anseio do seu Eu Superior de alcançar tudo o que você se propôs a fazer nesta vida. Às vezes os clientes ficam muito emocionados quando veem a beleza desse lado de si mesmos. Reservar um tempo para observar seu lado virtuoso é algo que se relaciona com as Habilidades 2, 3 e 4.

44. Peck, M. Scott. *The Road Less Traveled*. Touchstone, 1978/1992, p. 85.

45. Consulte o *site* da Deep Change e você vai encontrar uma lista extensa de recursos para apoiar o desenvolvimento das suas habilidades.

46. Ver Rook, David e Torbert, william R. "Seven Transformations of Leadership". *In*: Harvard Business Review, abril de 2005.

Glossário de Termos Relacionados à Inteligência Espiritual

Atemporalidade transcendente: A experiência de sair das nossas percepções normais do tempo e da mudança e entrar na percepção da eternidade ou daquilo que nunca muda e está livre das nossas limitações normais. Paradoxalmente, isso também pode causar a sensação de estar totalmente no presente e no agora. A atemporalidade transcendente pode ser um aspecto de uma experiência culminante ou pode ser algo mais estável. A familiarização repetida dessa percepção pode alterar drasticamente nosso senso de nós mesmos e nossa relação com a vida.

Ego ou Eu egoico: A sensação de ser uma pessoa individual, como um ser separado; o processo de gerar um significado próprio no mundo; e a parte de nós que está consciente de si mesma. O ego é uma parte integrante do ser humano porque nos ajuda a satisfazer às nossas necessidades humanas básicas, físicas e emocionais, mas ainda é apenas uma parte da totalidade de quem somos. Quando vivemos principalmente a partir do ego, muitas vezes sentimos e agimos com egoísmo, medo ou raiva. O desenvolvimento espiritual inclui perceber que nossa identidade inclui algo mais que o ego e substituir padrões egoicos prejudiciais de pensamento, sentimento, e comportamento por padrões mais saudáveis, que estejam em sintonia com o Eu Superior. *Sinônimos: eu pessoal, eu da personalidade, eu separado, eu pequeno.*

Espiritualidade: A necessidade humana de estabelecer uma conexão com algo maior do que o nosso ego, algo que seja sagrado e atemporal. A espiritualidade pode ser expressa através da religião ou não. Ela contribui para que se leve uma vida de plenitude e se manifesta de duas maneiras: (1) um desejo "vertical" de ter um relacionamento com o Poder Superior e (2) um desejo "horizontal" de estar a serviço de outras pessoas, criaturas ou o planeta.

Eu Superior: A parte de nós mesmos que é altruísta, amorosa e sábia; nossa voz interior cheia de sabedoria e preocupação universal, que não vê distinção nenhuma entre "eu" e "os outros". Agimos a partir do nosso Eu Superior quando somos inspirados por nossa visão do Poder Superior. *Sinônimos: sabedoria interior, eu autêntico, eu espiritual, essência, eu verdadeiro e para algumas tradições religiosas: a luz do Divino em mim, consciência crística, natureza búdica, Atman.*

Experiências culminantes: Existem muitos tipos diferentes de experiências culminantes, mas todos eles são temporários. Essas experiências parecem "diferentes" da percepção cotidiana e muitas vezes envolvem um momento de assombro e admiração, um senso expandido do eu, que vai além do ego ou uma sensação de atemporalidade. Algumas pessoas relatam que as cores são muito mais vívidas e que tudo (rochas, árvores, nuvens) parece "vivo". Muitas vezes há uma sensação de profunda paz e alegria, e de que "tudo está bem". Com frequência, nesses momentos se tem um sentimento profundo de compaixão por todos os seres vivos e de se estar conectado com eles, ou com uma parte, ou de ser "uno" com tudo. Às vezes, as pessoas podem se sentir transportadas para fora do corpo físico e perceber a si mesmas como consciência ou espírito, livres da forma física. Depois de uma experiência culminante, pode parecer um pouco deprimente ou limitante "voltar" para as experiências cotidianas.

Integridade: Honestidade, honradez, autenticidade: "Eu faço o que prego". Quando nossas palavras e ações correspondem aos valores do nosso Eu Superior.

Inteligência: A capacidade de agir com desenvoltura em situações reais. Uma habilidade latente, como um talento natural para a música, não se torna "inteligência musical" até que a pessoa estude e pratique e desenvolva a capacidade de realmente tocar bem. Do mesmo modo, somos todos seres espirituais, mas nem todos somos espiritualmente inteligentes até estudarmos, praticarmos e desenvolvermos nossas habilidades espirituais.

Intuição: Saber algo e ainda não necessariamente saber como sabe. *Sinônimos: palpite, intuição, instinto, conhecimento direto, experiência direta, percepção, sabedoria interior.*

Leis espirituais/Verdades universais/Princípios espirituais: São diretrizes espirituais ou regras, ensinamentos ou ideias que explicam a maneira mais correta de se viver, como os seres humanos podem alcançar a felicidade e a paz interior, como a nossa vida interior molda cada uma das nossas experiências ou como funcionam as coisas no mundo. Exemplos: "O que você dá aos outros, você recebe", ou "Você cria aquilo em que crê". Os princípios espirituais são diferentes das leis da física na medida em que não podemos, neste momento, medi-los facilmente com procedimentos científicos comuns. No entanto, podemos experimentá-los em nossa própria vida e ver se funcionam como nos ensinaram. Por exemplo, os comportamentos morais criam melhores relacionamentos e mais paz interior? O modelo SQ21 identifica dois níveis de leis espirituais: (1) as mais simples, como a Regra de Ouro ou alguns ensinamentos éticos que explicam o que *fazer* no mundo e (2) outras mais complexas, que explicam como *ser* no mundo, como "viver no eterno presente do agora", ou como "expandir aquilo em que eu foco minha atenção". *Sinônimos: sábios conselhos, lições de vida.*

Missão: Fundamentado nos valores do seu Eu Superior, o termo "missão" explica como você deseja contribuir para o mundo. *Sinônimos: trabalho da vida, propósito de vida, chamado, propósito superior, vocação, razão de ser, contribuição pessoal ao mundo.*

Misticismo: A busca de comunhão, de identidade ou de conhecimento consciente de uma realidade definitiva, de uma verdade espiritual ou de um deus através de uma experiência, direta, da intuição ou da percepção. O ramo místico do Islamismo é a tradição sufista. Do Judaísmo, é a Cabala. No Cristianismo, ele adquire diversas denominações, como a jornada através da Noite Escura da Alma até "a Nuvem do Desconhecimento". As religiões orientais também têm tradições bem desenvolvidas de prática mística. Os estados místicos da consciência também podem ser desenvolvidos fora do contexto das religiões tradicionais. Por exemplo, a contemplação da natureza ou vários tipos de meditação secular podem ter resultados semelhantes às práticas místicas das religiões.

Não julgar: Significa manter a mente e o coração abertos. Ter profunda compaixão, mantendo o discernimento e a capacidade de tomar as decisões corretas. No mais elevado nível de compaixão e de ausência de julgamento, observamos que também poderíamos ter os mesmos pensamentos, crenças, emoções e comportamentos de outra pessoa, se estivéssemos na situação dela. Isso permite respostas sábias e cheias de compaixão.

Poder superior: A energia e a inteligência por trás do mundo manifesto; o fluxo do que é, o Tao. Trata-se de algo nobre e sagrado, algo "maior que eu". O que consideramos uma descrição de "Poder Superior" pode não ser algo com que todos concordem, por isso que é importante expressar tolerância com respeito aos sinônimos. *Sinônimos: tudo o que é, o todo, a própria vida, o ser, o amor, a natureza, o universo, ou a realidade suprema e, para algumas tradições religiosas: Deus, Deusa, o Vazio, Alá, YHWH, Jeová, Ein Sof, Brahman, o Espírito ou o Grande Espírito, o Tao, o Divino.*

Realidade maior/Perspectiva maior: Como o processo perceptivo humano é limitado, uma perspectiva inclusiva e completa sobre o que é real inclui aquilo que não é visível aos olhos humanos. No que diz respeito ao desenvolvimento espiritual, para adotar uma perspectiva mais ampla é preciso aprender a ver além da superfície, por meio da intuição, da percepção espiritual ou da graça divina. Nossa compreensão de nós mesmos e do mundo se expande através de práticas espirituais como a oração ou a meditação, e com a ajuda da nossa comunidade, mestres e especialistas.

Regra de ouro, a: "Faça aos outros o que gostaria que fizessem a você". Essa regra aparece de uma forma ou de outra em todas as principais tradições religiosas e em muitas filosofias. Às vezes se diz o contrário: "Não faça aos outros o que não gostaria que fizessem a você".

Religião: Uma tradição de fé; um conjunto específico de ensinamentos, crenças, rituais e práticas pertencente a um grupo de pessoas. Esses ensinamentos e práticas são projetadas para ajudar o buscador a se relacionar de maneira adequada com uma divindade ou realidade suprema. As religiões normalmente ensinam como levar uma vida ética e costumam ter a figura de um fundador e textos sagrados. A maioria das principais religiões têm subgrupos ou denominações. Por exemplo, dentro do Cristianismo, católicos romanos, ortodoxos gregos e anglicanos são apenas três das centenas de grupos. Veja a definição de "espiritualidade" e "sistema de crenças" neste glossário.

Sistema de crenças: Uma visão de mundo (veja o significado de "visão de mundo" neste glossário) que explica a origem do universo, como levar uma vida boa e o significado da vida. Num sistema de crenças participam todos, sem importar que se trate de uma religião tradicional, um panorama secular ou algo diferente. Depois que estamos conscientes dele, podemos optar por adotar um sistema de crenças que promova o crescimento da nossa inteligência espiritual.

Sofrimento: Aflição mental ou emocional. O sofrimento é muitas vezes criado por nossa resistência ao que existe. Resistimos a fatos imutáveis (como nossa idade) ou ao que está acontecendo ao nosso redor ou a nós mesmos. Pode-se evitar o sofrimento, enquanto a dor, que é biológica ou neurológica, pode não ser. Alguns desafios da vida são inevitáveis.

Podemos enfrentar esses desafios de forma mais efetiva se não nos deixarmos levar pelo sentimento de derrota (sofrimento opcional). Quando experimentamos dor ou sofrimento, podemos transformar isso em algo benéfico se desenvolvermos compaixão por nós mesmos e pelos outros.

Valores: Coisas, qualidades ou princípios que são importantes para nós e que influenciam as decisões e ações que tomamos. Exemplos: família, saúde, trabalho, sucesso, honestidade, confiabilidade, humildade, compaixão, lealdade, generosidade, devoção.

Visão de mundo: Significa literalmente "a maneira como vemos o mundo". Qualquer visão de mundo é composta pelo que acreditamos ser "certo" ou "errado", pelo modo como cremos que as coisas "deveria ser" e pelo que pensamos ser verdadeiro e falso. As pessoas podem estar de acordo por completo, parcialmente ou em total desacordo com a visão de mundo de outra pessoa. As visões de mundo são compartilhadas por grupos de pessoas e se baseiam, em parte, na geografia, religião, idade, cultura, nacionalidade, nível de educação, experiências de vida e realidade biológica, assim como pela maneira como nosso cérebro funciona. Nossa visão de mundo afeta profundamente a nossa percepção da realidade. Filtramos todas as informações que recebemos por meio dos nossos sentidos e da nossa visão de mundo, de modo que elas possam nos fazer sentido. Por natureza, nossos filtros "deixam coisas de fora" (especialmente o que não entendemos ou não queremos ver); portanto, toda visão de mundo exclui algumas informações. As visões de mundo também "acrescentam coisas" por meio da interpretação e do significado que damos ao que está sendo observado. É por esse motivo que cada um de nós pode chegar a interpretações surpreendentemente diferentes dos mesmos acontecimentos. Depois que nos tornamos conscientes da nossa visão de mundo, podemos ajustá-la para que ela seja o mais precisa possível. *Sinônimos: filosofia de vida, sistema de crenças, filtros pessoais, lentes através das quais vemos o mundo, nossa janela para o mundo.*

Leituras Recomendadas Sobre Inteligências Múltiplas e Liderança

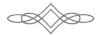

HOWARD GARDNER

Frames of Mind: The Theory of Multiple Intelligences
Intelligence Reframed: Multiple Intelligences for the 21st Century

DANIEL GOLEMAN

Emotional Intelligence: Why It Can Matter More Than IQ
(10th Anniversary Edition)
Working With Emotional Intelligence
Social Intelligence: The New Science of Human Relationships
Destructive Emotions: A Scientific Dialogue with the Dalai Lama

Com RICHARD BOYATZIS e ANNIE MCKEE

Primal Leadership: Learning to Lead with Emotional Intelligence
Primal Leadership: The Hidden Driver of Great Performance

RICHARD BOYATZIS e ANNIE MCKEE

Resonant Leadership: Renewing Yourself and Connecting with Others Through Mindfulness, Hope, and Compassion

KEN WILBER

Integral Psychology: Consciousness, Spirit, Psychology, Therapy
[*Psicologia Integral: Consciência, Espírito, Psicologia, Terapia.*
São Paulo: Cultrix, 2002.]

Índice por Habilidade

Habilidade 1. Consciência da Própria Visão de Mundo, 83-88.

Habilidade 2. Consciência do Propósito de Vida, 88-89.

Habilidade 3. Consciência da Hierarquia de Valores, 89-92.

Habilidade 4. Complexidade do Pensamento Interior, 92-93.

Habilidade 5. Consciência do Ego/Eu Superior, 93-102.

Habilidade 6. Consciência da Interconexão da Vida, 106-109.

Habilidade 7. Conscientização da Visão de Mundo das Outras Pessoas, 109-115.

Habilidade 8. Amplitude da Percepção do Tempo, 115-117.

Habilidade 9. Consciência das Limitações/Poder da Percepção Humana, 117-119.

Habilidade 10. Consciência das Leis Espirituais, 119-122.

Habilidade 11. Experiência da Unidade Transcendental, 122-126.

Habilidade 12. Compromisso com o Crescimento Espiritual, 129-132.

Habilidade 13. Manter o Eu Superior no Comando, 132-136.

Habilidade 14. Viver com Propósito e Valores, 136-137.

Habilidade 15. Sustentar a Fé, 137-142.

Habilidade 16. Buscar a Orientação do Eu Superior, 143-145.

Habilidade 17. Ser um Mestre/Mentor Sábio e Eficaz dos Princípios Espirituais, 149-150.

Habilidade 18. Ser um Líder/Agente de Mudança Sábio e Eficaz, 150-154.

Habilidade 19. Tomar Decisões Sábias e Cheias de Compaixão, 154-161.

Habilidade 20. Ser uma Presença Tranquilizadora e Benéfica, 161-163.

Habilidade 21. Estar alinhado com os Altos e Baixos da Vida, 163-166.

Impresso por :

gráfica e editora

Tel.:11 2769-9056